Dawn Nelson · Die Kraft der heilsamen Berührung

Dawn Nelson

Die Kraft der heilsamen Berührung

Alte Menschen, Kranke
und Sterbende
liebevoll umsorgen

Kösel

Übersetzung aus dem Amerikanischen: Adelheid Ohlig, Biel.
Die Originalausgabe erschien unter dem Titel »Compassionate Touch. Hands-On Caregiving for the Elderly, the Ill and the Dying« bei Station Hill Press, Inc., Barrytown, New York.

ISBN 3-466-34347-X
Copyright © 1994 by Dawn Nelson
© 1996 für die deutsche Ausgabe by Kösel-Verlag GmbH & Co., München
Printed in Germany. Alle Rechte vorbehalten
Druck und Bindung: Kösel, Kempten
Umschlag: Elisabeth Petersen, München
Umschlagfoto: Tony Stone Bilderwelten, München

1 2 3 4 5 · 00 99 98 97 96

Gedruckt auf umweltfreundlich hergestelltem Werkdruckpapier (säurefrei und chlorfrei gebleicht)

Inhalt

Meinen Lehrern und Lehrerinnen
unterschiedlichster Richtungen

Vorwort

In einer Zeit, da der Anteil der Menschen mit einem Alter von über 60 Jahren bald den größten Teil der Bevölkerung ausmacht, werden praktische, nützliche und einfühlsame Methoden zur Behandlung ihrer besonderen Probleme immer dringlicher. Dawn Nelson bringt diesen Menschen eines der vielversprechendsten Heilmittel: kompetente, sorgfältige, nährende und auch therapeutische Berührung.

Gegen Altern und Sterben gibt es keine Wundermittel; und eigentlich sind all die derzeit auf diesem Gebiet angewandten Techniken sowohl Geldvergeudung als auch entwürdigend, indem zwar das Leben verlängert, aber nicht unbedingt die Lebensqualität verbessert wird. Anfassen, zuhören, beruhigen und die Erleichterung von Isolation, chronischen Schmerzen, Streß und Ängsten sind häufig die bedeutsamsten Geschenke, die man machen kann, wenn wir uns der unausweichlichen Vergänglichkeit nähern. Sowohl Laien wie auch in der Pflege Ausgebildete finden in diesem Buch eine Fülle von Informationen, um den einzigartigen körperlichen und emotionalen Bedürfnissen und Gebrechen der Älteren angemessen begegnen zu können. Hier finden sich Hilfen zur Revolutionierung der geriatrischen Pflege und zur Transformation des Alterns.

Deane Juhan

Dank

Tiefste Dankbarkeit und Respekt bezeuge ich jenen Menschen, die mir durch die Praxis heilsamer Berührung ein Kennenlernen erlaubten. Als wir uns begegneten, waren einige dem Tode nahe. Sie luden mich ein, diese heiligen und kostbaren Momente ihres Lebens mit ihnen zu teilen. Andere wurden zu einzigartigen und besonderen Freunden, nachdem wir über längere Zeit zusammengearbeitet hatten. Brianna, meine älteste Tochter, lehrt und inspiriert mich immer wieder durch ihren einfühlsamen und angemessenen Umgang mit den Älteren und Kranken, die ihrer Pflege anvertraut sind. Sie hat mir sehr geholfen, die HEIL-SAME BERÜHRUNG als Methode zu kreieren. Für ihre stetige Ermutigung und Unterstützung sowie ihren Rat danke ich sehr.

Dankbarkeit empfinde ich gegenüber jenen, die die Erlaubnis zum Fotografieren während unserer Sitzungen gaben: Adelle, Anna, Bill, Bob, Catherine, Eleanor, Everett, Frances, Gayle, Harry, Josephine, Monty, Robert und William – sowie auch gegenüber den Fotografen: Barry, Bonnie, Brock, George und Hunter. Michael Pedersen danke ich für die Fotos, die er während der Krankheit und in den letzten Wochen im Leben seiner Frau machte.

Skanda bin ich zu Dank verpflichtet, denn er lehrte mich die Bedeutung wahren Mitgefühls; er erzieht, ermuntert und erleuchtet mich auf meinem Entwicklungsweg. Stephen Levine und viele andere zeigten mir, wie man den Ängsten mit Barmherzigkeit begegnet, zum Leben vor dem Sterben erwacht und ins Leben hineinstirbt. Besonderen Dank schulde ich Susan McAdam, die mich als Hospiz-Volontärin willkommen hieß und mir einfach Aufgaben übertrug. Dank auch an Claire Wasser, die sich so sorgfältig um das Korrekturlesen kümmerte. Pat Curtain war so großzügig, sein Computerwissen mit mir zu teilen. Ron Valle danke ich für seine pionierhafte Vision, ein einzigartiges akademisches Trainingsprogramm für das Erwachen zum Leben und Tod zu entwickeln.

Meinem Mann Barry bin ich für seine tägliche Unterstützung, Freundschaft und Liebe dankbar. Seine Hingabe an das Leben als spirituelle Praxis bereichert meine Reise in ungeahnter Weise. Meinem Sohn Michael danke ich für seine sanfte Weisheit und die Fähigkeit, das Beste aus mir herauszuholen. Der lieben Meghan danke ich für ihre leuchtende und scheinende Präsenz, durch die sie mich in das heilige Feuer ihrer unendlichen Liebe zog.

Vorab

Die Bedeutung des körperlichen Kontakts in den ersten Lebensjahren des Menschen ist inzwischen allgemein bekannt. Untersuchungen an Heimkindern zeigten, daß diejenigen, die nicht liebevoll berührt wurden, sich weniger gut entwickelten und abmagerten. Meiner Ansicht nach vermindert sich auch die Lebensqualität der älteren Menschen, wenn sie nicht mehr sanft und zärtlich berührt werden. Ihr Wunsch, mit anderen in Kontakt zu treten, schwindet zusehends, und der ohnehin schon schwach ausgeprägte Realitätsbezug nimmt deutlich ab.

Heilende, nährende, entspannende und angenehme Berührungen werden den Kranken und Alten in unserer Gesellschaft weitgehend versagt. Wenn sie nicht länger sexuell aktiv sind, besteht der einzige körperliche Kontakt, der einigen zuteil wird, in der medizinischen Betreuung.

Die HEILSAME BERÜHRUNG habe ich als eine Art Sofortprogramm zur Linderung und Erleichterung speziell für diejenigen konzipiert, die aufgrund ihres Alters oder wegen einer Krankheit weniger aktiv sind. Ich besuche Menschen in Alten- und Pflegeheimen, Rehabilitationszentren, Krankenhäusern, anderen medizinischen Einrichtungen und zu Hause. Manche erholen sich von Operationen oder anderen medizinischen Eingriffen oder von den unterschiedlichsten Krankheiten. Einige sind behindert, andere chronisch oder akut krank, wieder andere sind mit lebensbedrohenden Krankheiten wie Krebs oder Aids konfrontiert, oder sie stehen kurz vor dem Tod. Ich arbeite auch mit Menschen, die sich dem Ende ihrer Lebensreise nähern und ganz natürlich schwächer werden. Einige können sich nicht mehr mit Worten unterhalten. Andere freuen sich einfach an unserem Austausch, am Gespräch und sind dankbar für aufmerksames Zuhören. Ein großer Teil der Menschen, mit denen ich arbeite, leidet unter Schmerzen körperlicher, geistiger oder seelischer Art. Diese Beschwerden werden oft allein durch den intimen Kontakt, den wir dank der heilsamen Berührung haben, gelindert.

Ich wende mich mit diesem Buch an jene, die aufgrund einer Entscheidung oder eines Schicksalsschlags eine Beziehung zu jemandem haben, der krank, alt oder dem Tod nahe ist. Das Buch will Menschen in Pflegeberufen, freiwilligen und ehrenamtlichen HelferInnen, Familienmitgliedern und all jenen helfen, die in engem Kontakt mit Kranken und/oder Alten stehen. PhysiotherapeutInnen und andere KörpertherapeutInnen, die ihre Fähigkeiten um die geriatrische Massage erweitern wollen und/oder mit Schwerkranken arbeiten möchten, sollen hier Anregungen finden. Besonders die letzten Kapitel wollen diese besondere Art aufmerksamer Berührung und Pflege weitergeben.

Berührung ist für unsere Lebensqualität unabdinglich. Sie vermittelt Behaglichkeit, Wärme, Freude, Vitalität und die Gewißheit, daß wir nicht allein sind. Ich hoffe, dieses Buch zeigt dem Lesenden die nährenden und heilenden Aspekte des Hautkontakts und ermuntert und erinnert uns an die vielen Möglichkeiten und Vorzüge heilsamen Berührens.

Meine Arbeit fordert mich heraus, belohnt und erleuchtet mich. Ich lerne eine ganze Menge von jenen Menschen, die ich berühre: über das Leben, über Prozesse, über Hingabe, über Heilen, über Anmut, über Sein. Ich habe erfahren, daß Menschen bis zum Tod leben können und daß Tod nicht notwendig das Ende von allem bedeutet.

Dawn Nelson
Januar 1992, Walnut Creek, Kalifornien

1

Einführung

Ich glaube, daß auf jeder Ebene der Gesellschaft – Familie, Stamm, Nation oder auch international – der Schlüssel für eine glücklichere und erfolgreichere Gesellschaft in der Zunahme des Mitgefühls liegt. Wir brauchen nicht religiös zu werden, noch müssen wir an eine Ideologie glauben. Wir müssen ganz einfach nur unsere guten menschlichen Eigenschaften entwickeln.

Der Dalai Lama

Bei der heilsamen Berührung, die in diesem Buch vorgestellt wird, handelt es sich um eine sanfte, sinnliche und einfühlsame Form der Massage, um aufmerksames Berühren und unterstützende angenehme Pflege. Sie wurde besonders für jene Menschen entwickelt, die zeitweise oder immer weniger aktiv sind. Dazu gehören Menschen, die in späteren Lebensstadien die natürlichen Alterungsprozesse durchlaufen wie auch diejenigen, die akut oder chronisch krank, behindert oder verletzt sind. Sie bezieht Menschen jeden Alters mit ein, die sich aktiv dem geheimnisvollen Lebensübergang, Tod genannt, nähern. Heilsame Berührung enthält, aber beschränkt sich nicht auf bestimmte therapeutische Massagetechniken. Zwar ist es eine Praxis der Berührung, doch berührt sie mehr als den Körper. Sie reicht weit über das Sichtbare hinaus. Heilsame Berührung kommt weniger von den Händen als vom Herzen. Bei der heilsamen Berührung verbinden sich Massage und andere aufmerksame Berührungstechniken mit nonverbalen und verbalen Fähigkeiten – wie aktives Zuhören, reflektierende Kommunikation, intuitives Feedback, geführte Entspannung und Atemübungen.

Mitgefühl für andere schließt bedingungslose Annahme der anderen mit ein, mit ehrlichem und ernsthaftem Interesse an seinem Wohlergehen. Ein mitfühlendes

Herz nimmt Anteil am Leid der anderen. Mitgefühl unterstützt die Fähigkeit, angemessen Hilfe zu leisten. Ein mitfühlender Mensch kann seine eigenen Bedürfnisse um eines anderen willen eine Zeitlang zurückstellen. Man sagt, Mitgefühl sei tätige Liebe.

Heilsame Berührung ist ein direkter Kontakt, der mit besonderer Aufmerksamkeit und Fürsorge hergestellt wird, um nicht nur die körperlichen Bedürfnisse des Empfangenden zufriedenzustellen, sondern auch psychosoziale, emotionale und spirituelle Wünsche zu befriedigen. Heilsame Berührung kann man Menschen zuteil werden lassen, die an körperlichem Unbehagen leiden oder ängstlich sind bzw. auf andere Weise unter psychischen oder emotionalen Traumata stehen. Schmerz verstärkt Furcht und Angst. Wut, Hilflosigkeit, Einsamkeit und Frustration tauchen häufig auf, wenn Erwartungen nicht erfüllt werden oder bei Ereignissen, die das Selbstgefühl und die gewohnte Art zu denken erschüttern. Heilsame Berührung ist eine Möglichkeit, Kontakt herzustellen, Sicherheit zu vermitteln oder Erleichterung und Trost jenen zu geben, die sich ängstlich, traurig, verlassen, überwältigt, verwirrt und verzweifelt fühlen oder glauben, die Kontrolle über ihr Leben verloren zu haben.

Besonders im Alter können selbst bei kleineren Krankheiten sowohl Verlauf als auch Dauer durch die Art der Berührung, Unterstützung und Pflege außerordentlich beeinflußt werden. In der heilsamen Berührung geht es dabei nicht nur um Entspannung, Streßverminderung und Schmerzlinderung, sondern auch um Nähren, Unterstützen und Trösten. Heilsame Berührung heilt – nicht in dem Sinne, daß der Alterungsprozeß umgekehrt oder ein Leiden, eine Behinderung weggenommen würden – sondern im erweiterten Sinn eines Annehmens, das dem Bewußtsein erlaubt, körperliches oder geistiges Unbehagen zu transzendieren, um zu einer größeren Wirklichkeit von Ganzheit und Wohlbefinden zu gelangen.

Heilsame Berührung kann von all denen angewandt werden, die einem Mitmenschen in Not helfen möchten. Tatsächlich meldet sich der Impuls, unsere eigene Energie durch Berührung mitzuteilen, oft spontan und intuitiv, wenn unser Herz sich jenen in unserer Umgebung öffnet, die nach Kontakt und Anerkennung verlangen.

Das natürliche Mitgefühl des Herzens kann von allen gepflegt werden. Besondere Fähigkeiten lassen sich erlernen, bestehende Möglichkeiten erweitern, damit die machtvolle und mitfühlende Kunst des Liebens und Heilens durch Berührung praktiziert werden kann.

Wer heilsame Berührung ausübt, muß ständig angemessene Techniken für die einzigartigen Bedürfnisse der Alternden und/oder Schwerkranken je nach Situation, körperlicher oder geistiger Verfassung der betroffenen Person im jeweiligen Moment erfinden, verändern und erneuern. Feste Regeln kann es nicht geben, genausowenig wie es keine leicht zu beschreibenden Schritte gibt. Die heilsame Berührung hat mehr mit der Beziehung zum anderen zu tun und weniger mit einer vorgeschriebenen Technik, die ihm übergestülpt wird. Als spontane Erfahrung der Beziehung muß sie sich von Moment zu Moment entfalten.

Der Schlüssel sowohl zum persönlichen inneren Frieden als auch zum Gleichgewicht des Lebens auf dieser Erde überhaupt, kann sehr wohl im Zuwachs an Mitgefühl liegen. Der Dalai Lama, Träger des Friedensnobelpreises, ein Mann, der die Herzen der Menschen auf der ganzen Welt durch seine einfache und tiefe Botschaft universeller Verantwortung und großen Mitgefühls berührt, sagte einmal, er folge im Grunde nur einer wirklichen Praxis: er versuche, jeden Menschen, den er treffe, als alten Freund zu behandeln. Dies gebe ihm ein Gefühl ursprünglichen Glücks. Durch eine solche Praxis strömen wahres Mitgefühl und liebevolle Freundlichkeit.

Mitgefühl kann zu Unterstützung oder Hilfe für jemanden führen, indem Sie ihn zum Beispiel aufmerksam berühren oder auch nur einfach wach für den anderen da sind. Es kann bedeuten, zuzuhören oder sich in Verständnis für die andere Person zu äußern bzw. aufzuspüren, was ein anderer Mensch über sich und seine Erfahrungen mitteilen möchte. Es kann sich um das Loslassen von Vorurteilen, vorgefaßten Meinungen oder Ideen und Erwartungen oder Zeitvorstellungen handeln, um offen und aufmerksam für den an Schmerz, Angst oder Einsamkeit leidenden Menschen zu werden. Mitgefühl kann einfach nur das Annehmen der Wirklichkeit bedeuten und den Willen, bewußt präsent zu sein, und sei es auch nur, um für wenige Augenblicke die Wirklichkeit mit einem anderen Menschen zu teilen.

Tatsächlich ist Mitgefühl nicht etwas, das wir für jemand anderen haben, vielmehr ist es eine *Seins*erfahrung. Denn im Grunde können wir bedingungslose Achtung, Liebe oder Sympathie für andere nicht fühlen – wir können einfach nur bedingungslose Liebe *sein*.

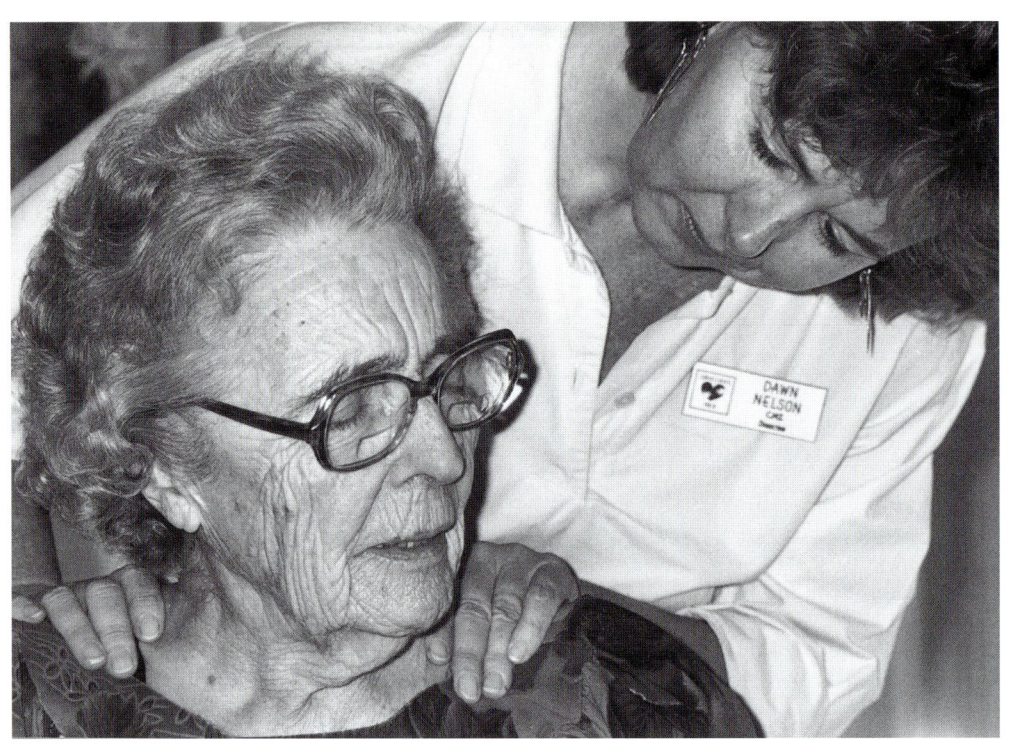

2

Die Auswirkung heilsamer Berührung

In professionellen Kreisen ist allgemein bekannt, daß junge Krankenschwestern es vermeiden, ältere PatientInnen zu berühren, und zwar besonders die akut Erkrankten... Die therapeutische Berührung ist nicht so einfach wie eine mechanische Prozedur oder ein Medikament, weil sie eigentlich eine Art Kommunikation darstellt... Berührung und körperliche Nähe sind wahrscheinlich aber das wichtigste Mittel, um akut Erkrankten ihre Bedeutung als Menschenwesen mitzuteilen.

Ashley Montague

Dank der großen Bandbreite fortgeschrittener medizinischer Techniken und schmerzstillender Medikamente, über die wir heutzutage verfügen, vergessen wir oft, daß die einfache, sorgsame Berührung durch die menschliche Hand eines der ältesten und wirksamsten Mittel zur Aufhebung körperlichen Unwohlseins, zur Verminderung von Streß und zum Herbeiführen von Entspannung darstellt. Bewußte und liebevolle, aufmerksame Berührung kann helfen, Gefühle loszulassen, den Geist zu beruhigen, die Stimmung zu heben sowie die Wiederherstellung eines Selbstgefühls fördern und seelische Ängste und Verwirrung ausgleichen. Die heilsame Berührung befriedigt dabei oft verschiedene Bedürfnisse gleichzeitig. Massage hat sich als primäre oder zusätzliche Therapie bei allen von Streß begleiteten Situationen als nützlich für Menschen aller Altersstufen erwiesen. Der Abbau körperlicher Spannung verstärkt die allgemeine Entspannung, was wiederum andere Verbesserungen mit sich bringt: Er erleichtert beispielsweise

17

die Atmung, fördert die Beweglichkeit und regt den Appetit an. Sobald Spannung und Streß gemindert werden, verschwinden oft kleinere Leiden.

Während einer Sitzung mit heilsamer Berührung verringert sich beinahe immer der Grad der Nervenanspannung. So können Muskelverspannungen gelöst, die Blutzirkulation erhöht, die Herzfrequenz verringert und der Blutdruck gesenkt werden. Diese Veränderungen verringern Ängste und fördern Entspannung, so daß der Körper wirklich beruhigt, der Geist still und die Psyche gestärkt werden. Anders ausgedrückt, die Entspannung setzt eine Kettenreaktion positiver Veränderungen in Körper, Geist und Seele in Gang.

Verbesserung der Körperfunktionen

Therapeutische Massagetechniken dienen im allgemeinen dazu, die Blutzirkulation im Körper zu verbessern, Muskelschmerzen wie versteifte und geschwollene Gelenke zu lindern und den Körper generell zu entspannen. Außerdem können Massage und aufmerksame Berührung als therapeutische Hilfen in der Behandlung bestimmter Befindlichkeiten oder Probleme genutzt werden:

Schlaflosigkeit beispielsweise kann durch eine Reihe verschiedener körperlicher oder seelischer Beschwerden, aber auch aufgrund von Umweltbedingungen ausgelöst werden. Schläft jemand nicht gut, führt diese Tatsache oft zum Streß, sowohl für die betreffende Person als auch für die Pflegenden. Die heilsame Berührung wirkt bei den meisten Leuten beruhigend. Sobald Spannungen nachlassen und der Körper sich erholt, läßt es sich leichter und tiefer atmen. Fällt das Atmen leichter, kann der Schlaf ruhiger und erholsamer werden. Es ist ganz und gar nicht ungewöhnlich, daß ein Klient oder eine Klientin bei der heilsamen Berührung einschläft. Tatsächlich ist es so, daß Massagetherapien durchaus schlaffördernde Medikamente ersetzen können.

Für den Appetitverlust der Älteren und/oder Kranken gibt es viele Ursachen. Chemotherapie, Behandlung mit Medikamenten, Verstopfung, Übelkeit und Erbrechen, Schmerzen, Schwäche und Müdigkeit, Mundprobleme sowie Leber- oder Bauchspeicheldrüsenstörungen – all dies kann den Appetit beeinflussen. Mit Sicherheit verändern Ängste und Depressionen das Verlangen nach Essen.

Streßreduzierung und eine verbesserte Durchblutung des Körpers können die Verdauung stimulieren und das natürliche Bedürfnis nach Essen und Trinken wiederherstellen.

Auch Verstopfung ist unter Alten und Kranken ein weitverbreitetes Problem. Meist hängt sie mit mangelnder Bewegung, zu wenig Trinken und/oder der Wirkung verschiedener Medikamente zusammen. Verstopfung kann sehr störend, frustrierend und unangenehm sein. Meist behandelt man sie mit Hilfe bestimmter Diäten und/oder sanften Abführmitteln. Eine zarte Bauchmassage kann die Verdauung anregen. Das Lösen von Verspannungen und Streß sowie der Abbau von Ängsten und die Verbesserung der Durchblutung tragen ebenso zur Ausscheidung bei.

Langwährende Unbeweglichkeit und/oder Krankheit führen zu nachlassender Durchblutung, die wiederum andere Symptome wie Müdigkeit, Kurzatmigkeit, Appetitverlust, geistige Verwirrung und sogar Depression hervorrufen können. Eine therapeutische Massage stimuliert das Nervensystem und erhöht die Fähigkeit des Blutes, Sauerstoff durch den ganzen Körper zu transportieren. Oft spüren die PatientInnen nach einer Sitzung mit der heilsamen Berührung, daß der Atem leichter geht und sie besser schlafen oder ruhen können. Auch der Geist wird klarer, und sie fühlen sich weniger abhängig und »lebendiger«.

Vor einiger Zeit berichteten die (amerikanischen) Medien von neuen Untersuchungen an HIV-Positiven, wonach Massage und andere berührende Therapien das Immunsystem stärken. Eine solche Nachricht erhält weitreichende Bedeutung, wenn nach Möglichkeiten der Infektionsabwehr bei Menschen mit bereits geschädigtem Immunsystem gesucht wird, um deren körperliche Gesundheit und ihr Gleichgewicht zu erhalten.

Da verletztes Gewebe Sauerstoff zur Regenerierung braucht, kann Massage auch in der Rehabilitation hilfreich sein. Die PatientInnen werden ermuntert, nach Operationen sobald wie möglich aufzustehen und umherzulaufen, da jede Art von Bewegung die Durchblutung verbessert und eine bessere Blutzirkulation Heilung und Gesundung fördert. Massagetechniken zur besseren Durchblutung verhindern auch die Ablagerung von gefährlichen Stoffen und tragen so zum Heilungsprozeß bei.

Verhinderung von Hautproblemen

Ein Verlust an Hautelastizität und Trockenheit sind natürliche Folgen des Alterns. Austrocknung, Unbeweglichkeit, einige Medikamente und ein schlechter Allgemeinzustand tragen ebenfalls zur Degeneration der Haut bei. Im Alter ist es besonders wichtig, der Haut immer wieder Feuchtigkeit zuzuführen; dazu gehört auch die Stimulation durch Berührung.

Eine der größten Gefahren von Bettlägerigkeit und eingeschränkter Bewegung ist die Neigung zum Wundliegen. Sie tritt immer dann auf, wenn bestimmte Hautstellen für längere Zeit nicht mehr genügend durchblutet werden. Liegen herausragende Körperteile wie die Wirbelsäule direkt auf einer Matratze auf, werden die betreffenden Hautzellen nicht mehr von Nährstoffen und Sauerstoff erreicht. Langes Sitzen oder Liegen in derselben Position setzt die Haut an diesen Stellen unter Druck. Auch Steißbein, Schultern, Ellbogen, Po, Fersen und Knöchel können wundgelegen werden. Es ist möglich, daß die Haut an diesen Stellen rot und schmerzhaft wird und die Hautzellen sogar absterben können, wenn man nicht schnellstens für Abhilfe sorgt.

Einer der Hauptgründe, weshalb dem Pflegepersonal empfohlen wird, die PatientInnen immer wieder anders zu betten, bzw. diesen geraten wird, sich immer wieder zu drehen, liegt darin, daß man damit Hautgeschwüre und Eiterungen vermeiden will. Indem jene Stellen, die einem Druck am meisten ausgesetzt waren, massiert werden, regt man die Durchblutung an und hilft somit auch, Wundliegen zu vermeiden. Sobald rote Stellen auftauchen, sollte man eine Creme in diese Hautpartien einmassieren, um das Problem unter Kontrolle zu halten. Auch wenn Gegenstände wie Uhren oder die Schlauchverbindung einer Infusion länger auf eine bestimmte Hautstelle drücken, können Rötungen oder sonstige Hautirritationen entstehen. Dies läßt sich leicht dadurch ändern, daß man den Gegenstand anderswo plaziert und so die Durchblutung an der Druckstelle wieder anregt.

Juckreiz kann ebenfalls infolge von Hautstörungen, Medikamenten, Austrocknung, allergischen Reaktionen oder anderen Ursachen auftreten. Dieses störende Symptom läßt sich leicht durch Feuchtigkeitszufuhr oder auch Massage der Haut beheben. Besteht die Störung fort, sollte man nicht über offene Wunden hinwegmassieren, da dies ansteckend sein oder auf andere Hautstellen übergreifen könnte. Sollten Sie nicht sicher sein, ob die Hautverletzung ansteckt, dann finden Sie es heraus, bevor Sie diese Stelle berühren oder massieren.

Psoriasis ist eine Hautentzündung, die im akuten Stadium recht beunruhigend ausschauen kann. Charakteristisch sind rote Flecken, die mit weißen abwechseln und sehr jucken. Psoriasis steckt allerdings nicht an, und eine sanfte Massage über die betroffenen Hautpartien kann von den Erkrankten als sehr wohltuend empfunden werden.

Der Haut tut es gut, sauber- und trockengehalten zu werden. Kranke schwitzen allerdings häufig, manchmal ohne Grund, manchmal als Reaktion auf Angst, auf Medikamente, plötzliche Stoffwechselveränderungen oder Fieber. Streut man etwas Puder auf die Hautstellen, die zu Schweiß neigen, wie in den Achselhöhlen oder unter großen Brüsten, und massiert sie leicht, so ist das Problem meist schon behoben.

Schmerzerleichterung

Die meisten ernstlich oder chronisch Erkrankten spüren während ihrer Krankheit und deren Behandlung körperliches Unwohlsein und Schmerzen. Die Schmerzen können stark, chronisch und entkräftend sein. Angst und Depression verstärken die Schmerzempfindlichkeit möglicherweise. Meist werden zur Schmerzlinderung Medikamente verabreicht, doch diese reichen in den seltensten Fällen aus, besonders wenn Knochen oder Nerven betroffen sind. Bei aufgeschlosseneren Medizinern schätzt man mittlerweile Massage besonders bei Krankheiten im sogenannten Endstadium als ergänzende Therapie. Gerade in der Hospizbewegung versucht man zunehmend, Massagen in das Dienstleistungsangebot mit aufzunehmen. Auch Ärzte erkennen allmählich an, daß bei akuten Krankheiten Massage der Genesung dient und zum Beispiel schmerzhafte Muskelverspannungen lindert, die nach streßreichen traumatischen Verletzungen und/oder Operationen auftreten können.

Massage hilft auch bei schmerzhaften Spannungszuständen und Muskelkrämpfen, die als Folge von Verletzungen oder jahrelang unterdrückten Gefühlen auftreten. Der beruhigende Effekt der Massage löst einen Reflex in den Nerven aus, der die Muskelanspannung reduziert. Diese beruhigende Wirkung auf die Nerven scheint auch der Grund für die zum Hirn geleiteten verminderten Schmerzimpulse zu sein.

Krankenschwestern und andere Pflegende machten die Erfahrung, daß nach einer Sitzung mit heilsamer Berührung die PatientInnen weniger Schmerzmittel verlangten. Die geringere Schmerzempfindlichkeit nach aufmerksamer Berührung und Massage kann verschiedene Ursachen haben: Möglicherweise verbesserte die Stimulation die Durchblutung der schmerzhaften Stelle, so daß die Energie freier fließen konnte und so die körperlichen Beschwerden erleichtert wurden. Aber auch die zarte und liebevolle Pflege, die der Patient durch den Kontakt mit einer anderen Person erfahren hat, kann Entspannung ausgelöst und so das Annehmen von Schmerz erleichtert haben. Sobald sich ein Mensch entspannt, ist es im allgemeinen so, daß die eigene Situation weniger anstrengend und erträglicher empfunden wird.

Streßreduzierung und Entspannung

Man nimmt an, daß Streß die größte Rolle in der Verursachung von Bluthochdruck, Herzkranzgefäßerkrankungen, Migräne und Kopfschmerzen, Geschwüren und Asthma spielt. Streß wird auch mit Magen-Darm-Erkrankungen wie Darmentzündung und Gastritis in Verbindung gebracht, scheint bei vielen Hautkrankheiten mitbeteiligt zu sein und verschlechtert fast jede chronische Gesundheitsstörung. Einige der überschüssigen Hormone, die die Nebennieren bei wiederholtem Streß ausschütten, können die Immunität des Körpers so schwächen, daß bakterielle Infektionen und Viren, wie der Grippevirus, leichteres Spiel haben. Für die älteren BewohnerInnen von Pflegeheimen und Genesungsstätten können Einsamkeit, Isolation, Unbeweglichkeit und die Angst vor dem Verlassenwerden zu wesentlichen Quellen von Angst und Streß werden. Dazu gehört auch die Angst vor dem Altern selbst. Lang andauernder Streß führt oft zu Depression und hinterläßt Gefühle von Hoffnungslosigkeit und Hilflosigkeit. Chronischer Streß führt häufig auch zu übertriebener Furcht oder explosiven Ausbrüchen, denn Streß wirkt sowohl auf den Geist als auch auf den Körper.

Wird jemand durch ständigen Streß reizbar und irrational, so steckt dies oft die Mitmenschen an. Durch diesen Welleneffekt werden sowohl die Beziehungen als auch das körperliche und das geistige Wohlbefinden beeinträchtigt.

Mit der Diagnose einer lebensbedrohenden Krankheit konfrontiert zu sein (bei sich selbst oder bei einer nahestehenden Person), zählt zu den höchsten Streßfaktoren. Jener Mensch, dem man gesagt hat, er oder sie sei unheilbar krank, wird nicht nur mit einem Gefühl des Kontrollverlustes konfrontiert, sondern auch mit einer Reihe von sich anschließenden Sorgen, Entscheidungen, Ängsten und Beunruhigungen. Die erste Sorge lautet meist: »Wieviel Zeit bleibt mir noch?« Darauf folgen Fragen nach der Behandlung, den Auswirkungen der Krankheit und/oder der Beeinträchtigung von Beweglichkeit, Lebensqualität und Lebensstil. Ebenfalls streßauslösend sind Sorgen um das Familienbudget, wie man die Nachricht der Familie und Freunden übermittelt, wie die anderen Familienmitglieder weiterleben werden, wie, wo und mit wem man den Rest des Lebens verbringen will. Streß kann dadurch nicht nur die betroffene Person beeinträchtigen, sondern auch ihr unmittelbares Umfeld.

Bei Streß ziehen sich Muskeln zusammen! Bleibt ein Muskel länger kontrahiert, baut sich Milchsäure im Muskel auf und verursacht Muskelkater. Um solche Muskelschmerzen zu entwickeln, muß man weder Athlet noch Bauarbeiter sein. Muskeln können sich durch Angst, Furcht, zurückgehaltene Traurigkeit oder Wut und sogar durch negative Gedanken verspannen. Auf diese Weise entwickelt sich ein Muster, in dem Streß Spannung und Unwohlsein hervorruft, und dieses Unwohlsein wiederum Streß produziert.

Therapeutische Massage kann gerade bei Älteren und Kranken Streß reduzieren und bewältigen helfen. Die therapeutischen Massagetechniken, die bei der heilsamen Berührung angewandt werden, helfen Muskelanspannungen zu verringern. Läßt die Muskelanspannung nach, läßt auch die Angst nach; dadurch wird Entspannung gefördert, so daß auch allgemeine Spannungen abgebaut werden. Entspannen sich verspannte Muskeln, läßt der Druck nach, Herz und Geist öffnen sich, und die berührte Person kann sich so tiefer entspannen und ein Gefühl ruhigen Wohlbefindens zulassen. Auf Intensivstationen beobachtete man, daß sogar Patienten im Koma nach Berührungen ruhiger wirkten. Dabei wurden eine verbesserte Herztätigkeit sowie Gehirnströme aufgezeichnet, sobald die Hand des Patienten gehalten wurde. Teilgelähmte, die beispielsweise nach einem Schlaganfall nicht mehr reden können, reagieren auf sehr feine, doch wahrnehmbare Art auf Berührung. Es kann sein, daß man keine Bewegung oder kein Erkennen bemerkt, und doch ist es oft so, daß die Betreffenden das Kinn fallen lassen, daß die Augen tränen und/oder das Atemmuster sich ändert, sobald heilsame Berührung angewandt wird. Als ich einmal Arme und Hände einer Frau massierte, die seit Monaten im Koma lag, atmete sie plötzlich ganz tief und seufzte auf. Das könnte Zufall gewesen sein, doch glaube ich, daß es wahrscheinlich die Reaktion auf den menschlichen Kontakt und die ihr zuteil gewordene Berührung gewesen ist.

Hilfe bei Depressionen

Alle, die in der Langzeitpflege arbeiten, sagen, daß Depression unter den BewohnerInnen von Pflege- und Rehabilitationsheimen weit verbreitet ist. In einigen dieser Einrichtungen kann man diesen Zustand fast mit Händen greifen.
Die weniger aktiven Alten und/oder chronisch Kranken sind aus einer Reihe von Gründen für Depressionen anfällig. Mit dem Älterwerden bzw. der Verschlimmerung einer Krankheit können zunehmend mehr physische Begrenzungen und Unbehagen spürbar werden. Veränderungen und Verluste tragen sehr zu Frustrationen und Streß bei, was wiederum zu Depressionen führen kann. Sehen Sie sich die folgende Auflistung an – beinahe jeder Bewohner einer Pflegeeinrichtung wird einige dieser Prozesse durchlebt haben:

- Sinnliche Deprivation

- Eingeschränkte Beweglichkeit

- Funktionsbegrenzungen

- Veränderungen in den Beziehungen zu Kindern, Freunden, Familienmitgliedern

- Verlust von Heim, familiärer Umgebung, Gemeinschaft

- Umzug

- Reduzierung von persönlichem Raum und Besitz

- Verlust sinnvoller Arbeit/Aktivität

- Verlust bedeutender Beziehungen, Kameradschaften

- Einkommensverlust

- Verlust von Freunden

- Verlust des Ehe- oder Sexualpartners

- Identitäts- oder Rollenverlust

- Mangelnde Privatsphäre

- Verlust an Selbstbestimmung und Entscheidungsgewalt über den eigenen Lebensstil

Einige dieser Veränderungen sind beim Älterwerden unvermeidlich. Manche können unerwartet aufgrund von Verletzungen oder Krankheit auftauchen. Worin auch immer die Gründe bestehen mögen – die Veränderungen aus dieser Aufzählung sind bedeutend und rufen möglicherweise Gefühle von Verletzlichkeit und Ohnmacht bei der betreffenden Person hervor. Die mit dem Alterungsprozeß zusammenhängenden Verluste geschehen meist kurz hintereinander, so daß dem Betroffenen wenig Zeit zur Anpassung an das jeweilige Ereignis bleibt. Auch sind diese Veränderungen dauerhafter als diejenigen, die man in der Jugend erfährt. Ältere und/oder Kranke – ob sie nun im Pflegeheim, mit jemand anderem oder allein leben – sind häufig ängstlich, besorgt oder unruhig wegen folgender Themen:

- Abhängigkeit von anderen

- Finanzielle Sicherheit

- Verletzungen oder Krankheit

- Gesundheitspflegekosten

- Weitere körperliche oder geistige Einschränkungen

- Körperliches Unbehagen, Schmerzen

- Selbstbild

- Opferstatus
- Isolation, Verlassenheit
- Tod und Sterben

Langeweile, Einsamkeit, Isolation, das Gefühl, immer weniger attraktiv und immer »unnützer« zu werden, führen bei Älteren und Kranken oft zur Melancholie. Unausgesprochene Ängste tragen zu chronischer Depression bei.
Mangelnde Berührung stellt eine weitgehend unberücksichtigte Ursache für die Depression der Älteren in unserer Gesellschaft dar. Aufmerksame, nährende Berührung kann zu einem wichtigen Therapiefaktor in der Behandlung von Abhängigkeit im Alter oder bei Krankheit werden, denn sie vereint psychosoziale, geistige, emotionale und körperliche Vorzüge. Gestreichelt und gehalten werden, sanftes Massieren, gezieltes und bedingungsloses Anfassen können jemanden aus der Vereinsamung locken und ein Gefühl der Wertschätzung als Mensch vermitteln, ja sogar einen Grund zum Leben liefern.
Das Bedürfnis älterer Menschen nach liebevoller Berührung drückt sich ergreifend in diesem Absatz eines Gedichts von Donna Swanson aus, das sich in *Images, Women in Transition* findet (St. Mary's College Press, 1977):

Wie lange ist es her, daß jemand mich berührte?
Zwanzig Jahre?
Seit zwanzig Jahren bin ich Witwe,
geachtet,
freundlich respektiert,
doch nie berührt,
niemals so nah gehalten,
daß Einsamkeit verschwände.

Das Rezept bei mangelnder Berührung der Alten, Kranken oder anderen ist eigentlich ganz einfach. Es kostet weder Zeit noch Geld, noch ist es schwierig. Die Ergebnisse einer Behandlung, die jeder anwenden kann, der anderen helfen will, sind leicht zu erkennen, manchmal sogar sofort.

Zunahme der Beweglichkeit

Die verbesserte Durchblutung und der Spannungsabbau, die durch verschiedene therapeutische Massagetechniken entstehen, können sogar die Beweglichkeit verbessern, da mehr Kraft oder Energie verspürt wird. Ein bettlägeriger Patient mag vielleicht wieder selbständig essen wollen oder aufstehen und mit Hilfe eines anderen gehen, nachdem er massiert worden ist.

An kleineren Bewegungen, wie dem Ergreifen einer Tasse, läßt sich die Zunahme von Beweglichkeit der Gelenke wie auch die größere Reichweite erkennen. Eine meiner ersten Klientinnen in der heilsamen Berührung war eine weit über neunzigjährige Pflegeheimbewohnerin, die nicht mehr laufen konnte und daher die meiste Zeit des Tages im Rollstuhl saß. Anna war eine liebenswerte, weißhaarige, ältere Dame mit einem wunderschönen Lächeln, die sich gern die Hände massieren ließ. Eines Tages bemerkte ich, wie sie mich sehr genau beobachtete, als ich ihre Hand in meinen Händen hielt und mit einer Lotion sanft massierte, indem ich jeden einzelnen Finger streichelte und zog. Nachdem ich beide Hände fertig massiert hatte, hob sie ihre rechte Hand nah ans Gesicht. Dann öffnete und schloß sie voller Staunen und Verwunderung ihre Finger, kicherte in sich selbst hinein und sagte: »Daß ich das könnte, habe ich nicht gewußt.«

Genährt und umsorgt werden

Liebevolle Berührung und sanfte, sorgsame Massage gehören zu den entspannendsten und angenehmsten Maßnahmen, die wir für andere ergreifen können, besonders für diejenigen, die unter Kontaktmangel oder auch körperlichen und seelischen Traumata leiden.

Massage als berührende Sorge versichert des Körperkontakts und der Kommunikation. Sie fühlt sich nicht nur gut an, sondern vermittelt dem Empfänger auch ein Genährtsein und die Gewißheit, beachtet und umsorgt zu werden. All das trägt zur Lebensqualität bei. Bei langwierigen Krankheiten, die mit verschiedenen medikamentösen Behandlungen und stark eingreifenden Prozeduren einhergehen, fühlen sich die Kranken oft eher als Untersuchungsobjekte denn als Menschen. Sie kommen sich vielleicht entstellt, abnorm oder unattraktiv vor und meinen, andere seien nicht gern in ihrer Gegenwart, fühlten sich unwohl bzw. durch ihren Anblick oder Körper abgestoßen. Mitsamt ihres Körpers sinkt dann ihr Selbstwertgefühl. Respekt- und liebevolle, sorgsame Berührung sagt diesem Menschen, daß er weder häßlich noch unberührbar ist und seinen Wert als Individuum hat. Bietet man eine solche Berührung offen, liebevoll und unaufdringlich an, werden die Kranken von dieser Bereitschaft, zu berühren und das Leid zu lindern, angesprochen. Ist die Absicht rein und auf den Menschen ausgerichtet, werden Mitgefühl erfahren und eine größere Selbstakzeptanz sowie ein verbessertes Selbstwertgefühl entstehen. Vielleicht verhalten sich die Kranken dann »angenehmer« oder sind ihren körperlichen Problemen gegenüber aufgeschlossener und akzeptieren ihre gegenwärtige Situation besser. Die heilsame Berührung trägt nicht nur zum körperlichen Wohlbefinden des Empfängers bei, sondern wirkt sich auch förderlich auf Geist, Gefühl und Allgemeinbefinden aus.

Erneuerung der Lebenskraft

Viele Ältere, denen ich in Alten- und Pflegeheimen begegne – besonders jene, die kaum Besuch empfangen –, befinden sich aufgrund mangelnder Aktivität und aus Langeweile in einem Zustand der Trägheit. Berührende Pflege kann diesen Teufelskreis durchbrechen. Therapeutische Massage stimuliert Körper und Geist durch verbesserte Durchblutung, vermehrte Sauerstoffzufuhr im ganzen Körper, einschließlich des Gehirns. Die persönliche Aufmerksamkeit und der menschliche Kontakt während einer Sitzung mit heilsamer Berührung wertet das Selbstgefühl auf; der verbale Austausch fördert die Aktivität des Gehirns. Nach einer Sitzung sind die Behandelten eher motiviert, ihre Zimmergenossen zu besuchen oder, da sie selber Aufmerksamkeit empfingen, bereit, anderen Aufmerksamkeit zu schenken.

Ich habe beobachtet, wie BewohnerInnen von Pflegeheimen plötzlich »lebendig« wurden, anfingen sich zu bewegen, zu reden und sogar zu singen, nachdem sie in der heilsamen Berührung eine Art sorgender Unterstützung erfahren hatten. Auch sah ich, wie PatientInnen, die als »problematisch« oder »Quengler« galten, nach liebevoller Berührung freundlich und nachgiebig wurden.

Eines Tages befeuchtete und massierte ich die Hände einer langjährigen Klientin, die ich besonders gern mag. Bei unserer ersten Begegnung war die feine, ältere Dame halb bewußtlos, doch wurde sie nach einigen Monaten immer empfänglicher für Aufmerksamkeit und Berührung. Ab und zu kommt sie nun aus ihrem privaten Universum heraus und gibt eine zusammenhängende Antwort auf eine direkte Frage, lächelt zart oder stellt anderweitig Kontakt her. An diesem Tag legte sie ganz unerwartet eine Hand auf meine Hände und fing an, mich zu massieren! Dieses Geschenk ihrerseits wurde zu einem wunderbar bewegenden und erinnerungsträchtigen Moment.

Über längere Zeit verabreichte therapeutische Massage und Berührung steigert das Wohlbefinden der empfangenden Person, doch kann sogar schon eine kurze Sitzung bemerkenswerte Veränderungen bei einem empfänglichen Patienten hervorrufen.

Einmal betrat ich ein Zimmer in einer erweiterten Pflegeeinrichtung und sah einen mit einem Pyjama bekleideten Patienten in einer zusammengerollten Embryostellung ohne Decken auf seiner Matratze liegen. Mit seinen Sauerstoffschläuchen in der Nase sah er sehr unglücklich aus und schien auch sehr krank. Ich weiß noch, wie ich zögerte, diesen Herrn in seinem Schlaf zu stören, doch hatte er nach meinen Diensten verlangt. Außerdem war er der letzte auf meiner Liste derer, die ich an diesem Tag besuchte. Er reagierte auf Berührung, stellte jedoch nie einen Augenkontakt her. Auch sprach er sehr wenig, während ich ungefähr zwanzig Minuten seinen Rücken und seine Extremitäten massierte. Irgend etwas an diesem Mann, den ich nie zuvor getroffen hatte und den ich vermutlich auch nie mehr sehen würde, berührte mein Herz. Am Ende unserer Sitzung sagte ich ihm ganz ehrlich, daß ich froh gewesen sei, ihn getroffen und einige Zeit mit ihm verbracht zu haben. Am nächsten Tag erreichte mich ein Anruf der Beschäftigungstherapeutin. Sie erzählte, zu ihrer Verwunderung habe sie den Herrn, mit dem ich zuletzt gearbeitet hatte, in der Halle umhergehend angetroffen, und er habe gefragt, wann er wieder eine Massage bekommen könnte! Einige Tage später ging er nach Hause.

Loslassen von Gefühlen und Energien

Berührung kann wie ein Schlüssel wirken, der »festgehaltene« Energien und Emotionen »aufschließt«, die oft Monate oder Jahre verdrängt oder zurückgehalten wurden, wie die meisten Körpertherapeuten wissen. Erfährt ein Mensch die Akzeptanz und Sorge einer liebevollen Berührung, beginnen harte Muskeln sich zu entspannen, das Herz öffnet sich und lang unterdrückten Gefühlen wird Ausdruck erlaubt.

Das Loslassen von Gefühlen kann von Zittern, Schütteln, Lachen oder Tränen begleitet sein. Unter dem ursprünglichen Ausbruch von Frust oder Ärger verbirgt sich oft eine tiefe Traurigkeit. Die Person, welche die heilsame Berührung gibt, kann der empfangenden Seite einen großen Dienst erweisen, indem sie die Gefühle ohne Wertung oder Urteil einfach so annimmt, wie sie auftauchen. Jener Mensch, der diese lang unterdrückten Gefühle losläßt, kann sich plötzlich sehr leicht im Körper fühlen, einen Energiezuwachs verspüren bzw. sich neuerlich wieder mehr für andere Menschen interessieren.

Eine meiner Klientinnen ist eine eher zerbrechlich wirkende, etwa achtzigjährige Frau, die ich einmal pro Monat sehe. Sie spricht wenig, scheint aber geistig wach zu sein und hat ein liebenswertes und gewinnendes Lächeln. Meist befeuchte und massiere ich ihre Hände und Arme, während sie in ihrem Zimmer im Rollstuhl sitzt. Als wir bei der Halbzeit unserer ersten Sitzung angelangt waren und ich gerade mit sanftem Druck über ihre Oberarme strich, wurde sie plötzlich von Energiewellen durchschüttelt, die ihren ganzen Körper erfaßten, und sie rief aus: »Oh, wie gut das tut!« Einige Minuten erfreute sie sich an diesem Energieausbruch, und beinah bei jedem meiner Besuche wiederholt sich diese Erfahrung. Manchen Menschen fällt es leichter, mit jemandem zu kommunizieren, zu dem sie nicht in besonderer Beziehung stehen oder demgegenüber sie keine bestimmte Rolle zu erfüllen haben; jemand, der keine Erwartungen und Bindungen an sie hat, wie es bei Familienmitgliedern oft der Fall ist. Sie finden es leichter, tiefe Gefühle mit jemandem zu teilen, den sie gerade getroffen haben, und mit jemandem, den sie wahrscheinlich nie mehr wiedersehen, können sie leichter über gewisse Erfahrungen sprechen als mit denjenigen, die sie am meisten lieben.

Einmal arbeitete ich mit einer Frau in mittleren Jahren, von der man mir sagte, daß sie einen Schlaganfall erlitten habe. Als ich anfing, ihre Füße zu berühren, erzählte sie, daß sie böse gefallen sei. Ich kommentierte dies nicht, sondern drückte lediglich mein Bedauern aus. Ich fuhr fort, Fuß und Bein zu massieren und wandte mich dann dem anderen Fuß zu. Ich spürte, wie sie anfing, sich körperlich zu entspannen, und einige Minuten später sagte sie: »Das war kein Sturz, es war ein Schlaganfall«, und für sie schien das offenbar ein peinliches Eingeständnis. Daraufhin entspannte sie nicht nur körperlich, sondern auch geistig und vertraute mir die tiefe Wahrheit ihrer Erfahrung sowie ihre Ängste in bezug auf ihre Genesung an.

Einfach nur anerkennen, wie eine Situation wirklich ist, löst manchmal eine Flut von Emotionen bei jemandem aus, der nur mit wenigen kommunizieren kann oder der die Familienmitglieder damit nicht »belasten« will. Gut erinnere ich mich an einen gar nicht so alten Herrn in einer Pflegeeinrichtung. Auf der Liste mit den für diesen Tag zu besuchenden Patienten stand neben seinem Namen, daß im letzten Jahr beide Beine amputiert worden waren. Während ich ihm Nacken und Schultern massierte, erwähnte er, daß seine Frau vor weniger als einem Jahr gestorben sei. Ich erwiderte, daß er in kurzer Zeit sehr viel verloren habe, und weinend erzählte er mir daraufhin weitere Einzelheiten seiner Verluste.

Einmal bat man mich um Rat in folgender Situation: Eine etwa siebzigjährige, im Rollstuhl sitzende Witwe wurde in einem Spezialwagen jeden Nachmittag von ihrem Pflegeheim zu einem Hospiz in einer anderen Stadt gefahren, in dem ihr an AIDS erkrankter Sohn, der nicht mehr sprechen konnte, im Sterben lag. Diese Frau hatte ihre anderen vier Kinder in den letzten Jahren aufgrund verschiedener Unfälle und Krankheiten sterben sehen. Es war kaum vorstellbar, was sie erfahren haben mußte und welchen Tribut diese Situation ihrem Körper und ihrem Geist abverlangte. Man hatte ihr von dem Massageangebot im Hospiz erzählt, doch nach den Worten des zuständigen Sozialarbeiters widersetzte sie sich heftig der Vorstellung, daß irgend jemand anderes ihren Sohn berühren könne.

Nachdem ich mich vorgestellt hatte, schnitt ich dieses Thema nicht weiter an, sondern begann, ihre Schultern sowie ihren oberen Rücken zu massieren. Sie erzählte mir, wie wunderbar sich das anfühle und wie sehr sie die letzte Massage während eines Klinikaufenthalts vor sieben Jahren genossen habe. Sehr abrupt rollte sie ihren Stuhl in die Halle und bedeutete mir, ihr zu folgen. Eindringlich und zugleich geheimnisvoll fragte sie mich, ob ich glaube, daß diese Massage ihrem Sohn tatsächlich helfen könne. Aufrichtig antwortete ich ihr, daß die Krankheit ihres Sohnes dadurch weder geheilt noch sein Leben verlängert würde, doch könne sie sein Leben erträglicher gestalten. Mehr zweifelnd sagte sie dann: »Probieren wir es einmal im Monat, aber heute kann ich Sie nicht bezahlen.« Ich hatte nicht das Gefühl, daß ihr Sohn in einem Monat noch am Leben wäre, geschweige denn in einer Woche – und sah die einzige Chance, mit ihm zu arbeiten, jetzt in diesem Moment, und so sagte ich ihr, daß sofortige Bezahlung nicht nötig sei und daß ich jetzt gerade Zeit hätte.

Als ich mich dem einst schönen und aktiven, etwa dreißigjährigen Mann näherte, klammerte er sich an einen Riesenteddybär, warf sich auf dem Bett hin und her, zerknüllte die Laken und stieß Laute aus, die man nur als das Weinen oder Wimmern eines frustrierten und verwirrten Kindes im Vorschulalter beschreiben kann, welches versucht, seine Welt zusammenzuhalten. Ich legte eine Hand auf seine Brust und berührte seinen Arm so sanft und sorgfältig wie bei einem Kleinkind. Er drehte sich herum und schaute mich einige Augenblicke direkt an, die Bewegungen seines Körpers und das Wimmern hörten auf, und bald begannen in seinem Gesicht stille Tränen herunterzulaufen. Ich sagte: »Es ist in Ordnung«, und gab ihm damit eine Erlaubnis, die er sich möglicherweise im Beisein seiner Mutter selbst nicht geben konnte. Einige Augenblicke später drehte er sich plötzlich herum und schlief wie ein erschöpftes Kind ein. Für mich war dieser Vorfall ein Beispiel für die gewaltige Macht von Annehmen und Anerkennen.

Sinnliches Gedächtnis

Wir alle wissen, welche Freude uns Erinnerungen verschaffen können. Das Empfangen einer Massage kann glückliche Erinnerungen an frühere Berührungen wecken, diese Erinnerung wiederum eine Entspannungsreaktion auslösen und somit der Person, die Sie berühren, Freude bringen.

Meine Dienste wurden einmal für eine Krebspatientin verlangt, die sich vor allem an Armen und Schultern sehr unwohl fühlte. Als ich sie besuchte, war sie das erste Mal im Krankenhaus und freute sich sehr auf die Massage. An diesem

Tag hatte sie jedoch so starke Schmerzen, daß selbst die sachteste Berührung an Oberarmen oder Schultern zuviel war. (Ein großer Tumor entwickelte sich im oberen Teil des einen Lungenflügels und drückte vermutlich auf einen Nerv, was offensichtlich die schneidenden Schmerzen bis in den Arm hinunter verursachte und auch für das brennende Gefühl in ihren Fingern verantwortlich war.) Diese geistvolle zweiundvierzigjährige Frau war trotz der Morphiumgaben gegen ihre Schmerzen sehr bewußt und wach. Ihr Zustand erinnerte mich an Geburtswehen; denn die intensiven Schmerzen kamen in Abständen und beanspruchten dann all ihre Aufmerksamkeit. Auch ihr war diese Ähnlichkeit wohl aufgefallen, als sie gequält anmerkte, an Krebs zu sterben sei schwieriger als gebären.

Ich fragte die Patientin, ob sie gern eine Fußmassage hätte, und sie erwiderte: »Ja, sehr gern!« Als ich zum Fußende des Bettes ging und anfing, ihre Füße und Beine zu massieren, sagte ihr Mann, der daneben stand, daß seine Frau unterhalb der Taille nichts mehr spüren könne! Ich fuhr mit dem fort, was ich gerade tat und wußte, die Massage würde zumindest die Durchblutung der Beine verbessern, auch wenn sie meine Hände auf ihrer Haut nicht spüren konnte. Was ich nicht bemerkte – bis sie es mir sagte – war, wie sie sich freute, mich ihre Füße massieren zu sehen; es erinnerte sie an das gemeinsame Vergnügen mit ihrem Mann, wenn sie sich gegenseitig die Füße massierten. Sie hatte auch leichte Empfindungen in ihrem Oberkörper, als ich ihre Füße hielt und sanft daran zog. Sie scherzte sogar, daß ich ihr das Bein auszöge!

Psychosoziale Auswirkungen

Der psychosoziale Nutzen des direkten Berührens in der Pflege ist für die in Heimen untergebrachten älteren Menschen wahrscheinlich bedeutender und eher wahrnehmbar als die körperlichen Auswirkungen. Möglicherweise erhalten die HeimbewohnerInnen dreimal täglich ausgewogene Mahlzeiten und doch hungern sie nach Gesellschaft, Zuwendung und sinnvoller sozialer Interaktion. Eine liebevolle Gegenwart, die durch Berührung vertieft wird, erlöst aus Einsamkeit und Isolation. Sie mildert Verlassenheits- und Entzugsgefühle und vermittelt

Sicherheit und Unterstützung. Denen, die viele Stunden ohne sinnvollen menschlichen Kontakt verbringen, bietet sie die Möglichkeit, ihren Horizont zu erweitern, indem ihre Aufmerksamkeit auf etwas außerhalb ihrer eigenen Wahrnehmung gelenkt wird. Die körperliche Interaktion durch Berührung erweitert das Bewußtsein, und die verbale Interaktion beschäftigt den Geist auf neue Weise. Sie aktiviert geistige Aktivitäten und vertreibt Langeweile.

Ich erinnere mich, von einer Krankenschwester gelesen zu haben, die mit Demenz-Patienten arbeitete. Sie meinte, Berührung sei ein »Therapeutikum erster Güte«. Jeden Morgen begrüßte sie jeden einzelnen mit Handschlag, und bevor sie am Abend die Klinik verließ, umarmte sie sie zum Abschied. Dieser bewußte Körperkontakt, egal wie kurz, versichert der berührten Person, daß sie lebendig und Teil der menschlichen Gemeinschaft ist.

Berührung ist eine wunderbare Hilfe für all diejenigen, die professionell oder als Laien in der Pflege tätig sind, auch, wenn es darum geht, herausforderndem Verhalten der Betreuten zu begegnen. Verlieren Kranke die Orientierung oder erregen sich, kann Berührung beruhigen und klären, so daß Angst und Besorgnis gemindert werden. Festhalten, sanftes Streicheln oder sogar ein fester Handgriff sind Berührungsformen, die helfen, jemanden wieder in die Gegenwart von Raum und Zeit zu holen und die Person zu erden. In der Verbindung mit direktem Augenkontakt und mit verbalen Informationen, wie zum Beispiel den Menschen beim eigenen Namen rufen oder den Ort oder Tag nennen, hilft Berührung, das Gleichgewicht wiederzufinden und die Aufmerksamkeit zu lenken.

Als direkter mitfühlender Kontakt ist Berührung ungeheuer kraftvoll. Die richtige Berührung zum richtigen Zeitpunkt kann Illusionen wie ein Schwert die Butter durchtrennen.

Ich bin mir sicher: Viele Menschen, die ich in Alten- und Pflegeheimen sehe, profitieren genausoviel von unseren Gesprächen wie vom Zuhören, wie auch von der Berührung. Manchmal treffe ich Menschen, die sagen mir zu Anfang, daß sie nicht gern angefaßt würden oder mich nicht bräuchten, aber sie tolerieren meine Gegenwart oder eine kleine Rückenmassage, denn was sie wirklich wünschen, ist menschlicher Kontakt. Sie möchten mit jemandem sprechen. Solchen Menschen zwinge ich keine Berührung auf, obgleich bei jedem Fall, den ich erinnere, die Toleranz für Berührung nach und nach bis zu einem Punkt zunahm, an dem Freude an der Berührung empfunden wurde. Bis dahin setze ich mich einfach zu diesem Mensch und bleibe aufmerksam bei ihm. Wenn er dann erkennt, daß ich wirklich bedingungslos Kontakt anbiete, fängt er oft zu sprechen an und erzählt mir alle möglichen faszinierenden Einzelheiten aus seinem Leben.

Wirkliches Zuhören ist eine aktive und erlernbare Fähigkeit. Dazu bedarf es gezielter Aufmerksamkeit nicht nur für das, was die andere Person sagt, sondern für den Menschen, der spricht. Die eigenen äußeren und inneren Kommentare muß man um des besseren Verständnisses willen beiseite schieben können. Man darf nicht nur auf die Worte hören, sondern sollte auch auf das achten, was hinter den Worten an Bedeutung steckt, und auch das Schweigen dazwischen gilt es zu begreifen. Aktives Zuhören bedeutet Offenheit füreinander sowie zielgerichtete Aufmerksamkeit und Energie für den anderen. Man muß sein Bestes geben, um die wahre Bedeutung der Kommunikation zu erfassen. Dazu gehören geduldiges Warten und Zuhören – mit dem ganzen Selbst. Dies gehört zu den größten Geschenken, die wir einem anderen Menschen machen können.

Meiner Beobachtung nach entspricht die Aufmerksamkeit der Pflegenden proportional der verbalen Interaktion der Patienten und der Fähigkeit, Instruktionen nachzukommen. Diejenigen, die weniger gut reden können oder eher kämpfende Naturen sind, werden gemieden und manchmal sogar ignoriert. Wenn dieses Phänomen auch als natürliche Reaktion verständlich scheint, so treibt es doch die weniger beredten und »kooperativen« Menschen noch stärker in die Isolation, Depression und schließlich zum Syndrom des »Mißerfolgs«.

Nach meiner Erfahrung reagieren die meisten als »reaktionslos« klassifizierten Patienten bei aufmerksamer Berührung und liebevoller menschlicher Präsenz auf verschieden feine Arten. Für uns, die wir mit jenen Menschen zu tun haben, ist es wichtig, daß wir unsere Fähigkeit schulen, diese eher subtilen Reaktionen zu erkennen und die Gabe entwickeln, unsere Gegenwart jemand anderem ohne Erwartung von Dankbarkeit, Rückmeldung oder Fügsamkeit zu schenken.

Ich kenne eine Frau, die eine Ausbildung zur Arbeit mit Sterbenden absolviert hatte und daraufhin in das Spital am Ort ging, um ihre Dienste anzubieten. Man sagte ihr, es gäbe dort keine Menschen, die im Sterben lägen. Der skeptische Supervisor meinte aber, es gäbe einige Patienten, die an keiner Aktivität teilnähmen und auch von niemandem besucht würden.

Meine Bekannte fühlte sich besonders zu einer Patientin hingezogen, die in Embryohaltung zusammengerollt auf ihrem Bett im letzten Zimmer eines langen Ganges lag. Sie setzte sich einfach zu ihr aufs Bett und wandte sich ihr bei jedem Besuch 15 bis 20 Minuten aufmerksam zu. Sie bemerkte, daß das Krankenpflegepersonal oft über diese Frau so sprach, als ob sie nicht anwesend sei. Deshalb sprach sie sie stets mit ihrem Namen an. Intuitiv spürte meine Bekannte, daß diese Frau ihre Gegenwart wahrnahm und auch die Aufmerksamkeit bemerkte. Nichts Dramatisches oder Meßbares geschah, wie es vielleicht in einem Film passiert, doch schließlich öffnete die Frau ihre Augen, und es entstand ein direkter Kontakt. Zumindest in diesen kurzen Momenten spürte eine »nicht reagierende« Patientin dieser Einrichtung, daß sie nicht allein war.

Positive Veränderungen für die behandelnde Person

Jüngste Untersuchungen beweisen, daß die Hilfe für andere die eigene Gesundheit – körperlich wie seelisch – fördert. Selbstloses Geben kann das Selbstwertgefühl steigern, die Energie erhöhen, uns zu produktiverem Leben verhelfen und sogar das Leben verlängern.

Auch in alten Weisheiten heißt es, anderen zu geben, sei ein Geschenk an sich selbst. Jesus sagte: »Geben ist seliger denn nehmen«. Östliche Religionen lehren, daß Großzügigkeit und Freundlichkeit anderen gegenüber größtes Glück vermitteln, das Herz und den Geist reinigen kann. Innere Ruhe und Stärke wachsen durch die Entwicklung von Liebe und Mitgefühl.

Das nährende Pflegen der Hände durch Massage erhöht unseren Tastsinn und macht uns sensibler für den eigenen Körper, so daß wir unser eigenes Bedürfnis nach nährender Liebe besser verstehen und würdigen lernen. Es lehrt uns, uns selbst wie auch andere mit Mitgefühl zu behandeln.

Für andere zu sorgen, erinnert uns daran, wie viel wir zu geben haben, was wir tatsächlich anbieten und mit denen teilen können, die auf dem gleichen Lebensweg sind. Anderen unser Herz zu öffnen, läßt uns Wege finden, wie wir das Leid unserer Mitmenschen lindern können, gibt uns die Möglichkeit, unsere gegenseitige Abhängigkeit zu erfahren und die Freude des Helfens, des Dienens kennenzulernen. Mitfühlende Berührung gibt uns ein Werkzeug für den Beistand, eine Chance, unsere innere Großzügigkeit auszudrücken und die Beziehung zu anderen auf direkte Weise zu entdecken.

Entscheiden wir uns bewußt, mit dem und für den anderen dazusein, schaffen wir einen Raum, in dem wir erfahren können, wer dieser andere wirklich ist. Folgen wir unseren inneren Impulsen mitfühlender Freundlichkeit und Sorge für die anderen, handeln wir von einer Seinsstufe aus, die unserer wahren Natur am nächsten kommt. Jedesmal, wenn wir aus unserer Selbstbezogenheit herauskommen, vertiefen wir unseren Kontakt mit anderen und erhalten die Chance herauszufinden, wer wir wirklich sind.

Begeben wir uns in die Gegenwart jener, die sich in späteren Lebensphasen befinden, konfrontieren wir uns auf einzigartige Weise mit unserer eigenen Sterblichkeit. Wir können nach innen schauen und unseren Widerstand gegenüber Leben und Tod entdecken. Wir können unsere Ängste in bezug auf Leben und Tod betrachten. Krankheit und Schmerz bei anderen zu sehen, erinnert uns daran, daß es uns genauso ergehen könnte. Es macht uns nachdenklich, wir fragen uns, wie wir selbst wohl auf eine »tödliche« Diagnose reagieren würden. Werde ich entstellt sein? Werde ich schreckliche Schmerzen erleiden? Werde ich meine Körperfunktionen nicht mehr kontrollieren können? Werde ich die Haare verlieren oder nicht mehr sehen oder sprechen können? Werde ich meiner Familie zur Last fallen? Werde ich geistig verwirrt sein? Das Sterben eines Menschen mitzuerleben, erinnert uns daran, wie wir fühlten, als ein geliebter Mensch starb, oder es läßt uns darüber nachdenken, wie wir fühlten oder fühlen würden, wenn jemand, der uns am Herzen lag, starb oder sterben würde. Es macht uns neugierig auf unser eigenes Sterben. Wir werden konfrontiert mit unserem Gebundensein und unserer Hilflosigkeit. Wir erhalten die Chance, unser eigenes Leid und Traurigsein mit Nachsicht zu begrüßen.

Die Anwendung der heilsamen Berührung lehrt uns, in der Gegenwart von Leid offenen Herzens zu bleiben, statt uns zu verschließen, uns abzuwenden oder das Leid, das wir selbst oder andere erfahren, zu leugnen. Wenn wir offen bleiben, erfahren wir die Auflösung der Illusion von Getrenntheit.

Der wohl bedeutendste Aspekt in der heilsamen Berührung liegt schlicht im Kennenlernen eines anderen Menschen. Jedesmal, wenn wir unser Herz wirklich einem anderen Menschen öffnen, wird ein Teil unserer selbst gespiegelt, wodurch sich unsere Vision weitet. Die persönliche Bindung, die aus der intimen Begegnung während der heilsamen Berührung entsteht, ist von unschätzbarem Wert, denn sie kennzeichnet stets das Umfeld einer Beziehung, die wahrhaft heilt und fördert.

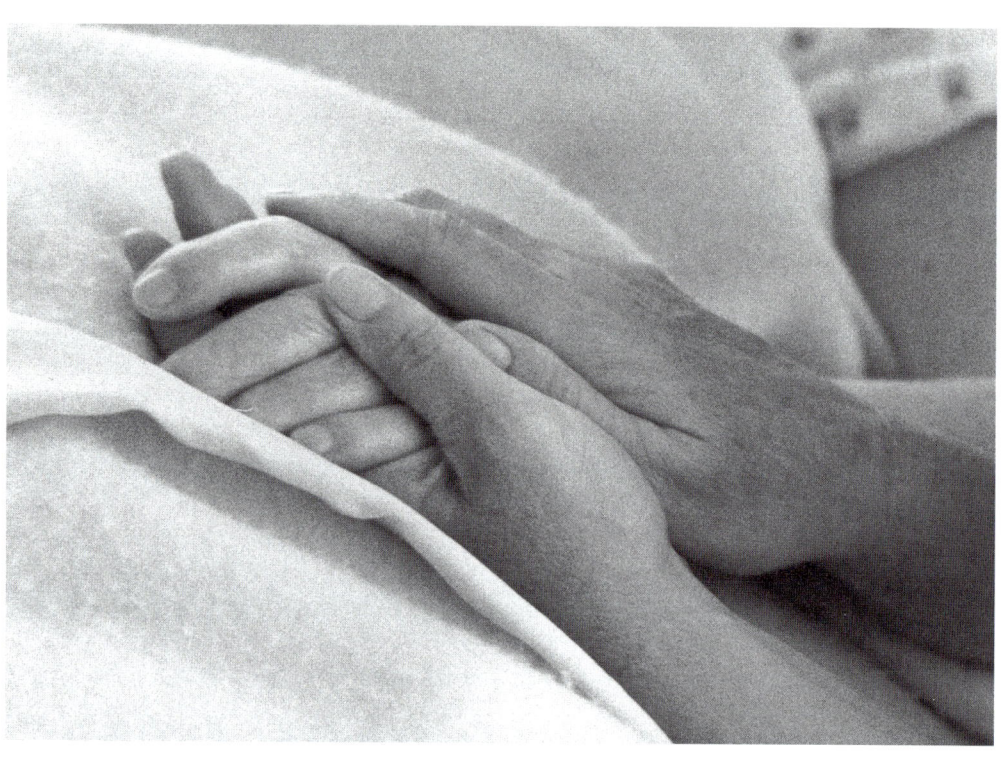

3

Eigenschaften und Fähigkeiten für die Ausübung der heilsamen Berührung

Wir können andere nicht heilen, nur uns selbst können wir so heilen, daß unsere Gegenwart auf andere heilsam wirkt.

Irene Smith, Gründerin und Direktorin von »Dienst in Berührung«

Diejenigen, die viel Zeit mit der Sorge für Ältere, Kranke und/oder Sterbende verbringen, sei dies nun professionell oder ehrenamtlich, sind höchstwahrscheinlich soziale und sensible Menschen. Sozialarbeiter fühlen sich meist aus verschiedenen Gründen zum Dienst am Nächsten hingezogen. Sehr wahrscheinlich verfügen sie über alle oder die meisten der in diesem Kapitel vorgestellten Eigenschaften und Fähigkeiten.

Um erfolgreich heilsame Berührung zu praktizieren, sollte man zumindest ein Interesse an diesen Fähigkeiten haben oder über das Potential verfügen, sie zu entwickeln. Einer professionellen Ausbildung in Massage bedarf es nicht unbedingt, wenngleich das Wissen und die Erfahrung sicherlich nützlich sein können. Da sich alle natürlichen oder erlernten Fähigkeiten durch Erfahrung entwickeln, sollte man Meisterschaft in irgendeinem Fach immer als Langzeitangelegenheit betrachten.

Berührungsorientiert

Auch wenn es zu offenkundig zu sein scheint, um es überhaupt zu erwähnen: Ein Interesse an der Kommunikation durch Körperkontakt ist die erste Eigenschaft, die jemand haben sollte, der heilsame Berührung anwenden möchte. Nicht jeder zeigt sich interessiert oder empfänglich dafür, mit anderen in Körperkontakt zu treten. Manche Menschen sind eher darin begabt, durch Worte zu berühren. Sie können besonders gut seelische oder geistige Reaktionen durch die Art und Weise, wie sie etwas sagen, hervorrufen. Solche Menschen haben wahrscheinlich kein besonderes Interesse daran, mit anderen körperlichen Kontakt aufzunehmen. Um heilsame Berührung auszuführen, sollte man jedoch einen Sinn für Berührung haben. Sie sollten das Bedürfnis nach physischem Kontakt mit anderen spüren und willens sein, diese Gabe für ihre Beziehungen zu entwickeln.

Intuition

Intuitiv zu sein heißt, auf anderen Wegen als über den denkenden Geist oder die Sinne wahrzunehmen. Wenn Sie einfach etwas verstehen oder wissen, ohne daß Sie vorher intellektuell oder logisch darüber nachgedacht haben, dann benutzen Sie ein inneres Orientierungssystem der Wahrnehmung, das man als Intuition bezeichnet.

Zugang zur eigenen, inneren Weisheit ist für die Ausübung der heilsamen Berührung von großer Bedeutung. Die Intuition wird insbesondere dann wichtig, wenn jemand sich nicht länger verbal verständigen kann oder wenn Sie mit jemandem arbeiten, der eine andere Sprache als Sie selbst spricht. Dank Ihrer Intuition und indem Sie in Kontakt mit jenem Menschen bleiben, werden Sie bald herausfinden, welches Körperteil wann und wie berührt werden möchte. Sie werden wissen, wann es zu hören und wann es zu reden gilt. Automatisch werden Sie in den meisten Situationen angemessen und korrekt reagieren. Diese intuitive Fähigkeit kann man als »den Gefühlen folgen« bezeichnen oder der inneren Stimme lauschen, mit dem Herzen hören oder spüren, was am besten ist – und das ist das Gegenteil von zu viel Grübeln oder nach logischen Schlußfolgerungen suchen. Wenn Sie die Beziehung mit Ihrem »inneren Lehrer« pflegen und üben, dieser inneren Stimme zu folgen, so erhalten Sie Zugang zu einem wertvollen Informationsreservoir, das Ihnen in der Arbeit mit anderen sehr helfen wird.

Eine intuitive Erkenntnis kann auftauchen, wenn der Geist mit etwas konfrontiert wird, das nicht leicht zu fassen ist. In diesem Sinn gibt Ihnen die Arbeit mit schwer oder chronisch Kranken, Behinderten und/oder Sterbenden die Chance, Ihre intuitiven Fähigkeiten besser kennenzulernen. Ihre Intuition wie auch Ihr Mitgefühl lassen Sie die tiefsten Ängste und Gedanken der anderen erfassen. Öffnet sich Ihr Herz dem, was Ihr Geist nicht so leicht aufnehmen kann, dann werden Sie mehr auf Ihre intuitive Weisheit vertrauen lernen, die Ihnen zeigt, was Sie sagen oder nicht sagen sollen, ob Sie jemanden berühren sollen oder nicht.

Anpassungsfähigkeit

Sitzungen mit heilsamer Berührung werden Menschen in den verschiedensten Situationen und unter immer anderen Bedingungen gegeben. Die Ausführenden sollten sich bei unterschiedlicher Arbeit mit verschiedenen Menschen wohl fühlen, aber es gehört auch dazu, mit derselben Person unterschiedlich zu arbeiten. Wenn Sie die heilsame Berührung ausüben wollen, müssen Sie sich schnell und leicht auf die Umgebung und die veränderliche physische, psychische und geistige Verfassung der Betreffenden einstellen können. Sie werden Menschen treffen, die an alle möglichen medizinischen Apparaturen angeschlossen sind. Sie werden mit Menschen zu tun haben, deren geistige Wachheit wie auch die Fähigkeit für zusammenhängende Gedanken sehr unterschiedlich ist. Auch die Intensität der physischen und psychischen Schmerzen wird variieren. Sie werden Menschen begegnen, deren Zustand sich von Tag zu Tag, ja von Stunde zu Stunde ändern kann. Möglicherweise berühren Sie einen Menschen in der letzten Stunde oder Minute seines Lebens. Sie müssen die Fähigkeit entwickeln, in jedem Moment, egal was passiert, bewußt in der Gegenwart zu sein. Sie müssen fähig sein, vorgefaßte Meinungen und Ideen darüber, wie etwas sein sollte, fallenzulassen, damit Ihre Handlungen der Entwicklung der jeweiligen Situation und dem betreffenden Moment gerecht werden.

Wenn Sie mit Menschen in Krisensituationen arbeiten, gibt es immer ein Element der Unvorhersehbarkeit. Ihre Beweglichkeit und Anpassungsfähigkeit sind gefordert, wenn Sie den ernstlich Erkrankten und/oder Älteren Hilfe und Unterstützung zuteil werden lassen wollen. Diese Tätigkeit bietet Ihnen zahlreiche Möglichkeiten zu Spontaneität und Kreativität.

Großmut

Praktizierende der heilsamen Berührung sollten offen und empfänglich sein. Das Herz muß weit werden, damit nicht nur das Neue und Andersartige eingeschlossen werden kann, sondern auch das Angstauslösende, möglicherweise Erschreckende. In der Arbeit mit Alten, Schwerkranken und Sterbenden ist das Sehen mit dem Herzen und allen Sinnen von großem Nutzen.

Öffnet man das Herz einem anderen Menschen, ist man in gewisser Weise verletzlich und ungeschützt. Doch man kann sich einer anderen Person nicht wirklich öffnen, wenn man nicht auch die eigene Traurigkeit, Angst, Einsamkeit und Wut anschaut. Die Entscheidung, offen zu sein, bringt uns jenen näher, denen man beistehen möchte, und öffnet zugleich die Tür zum eigenen Unterbewußten. Wenn Sie offen sind, werden die eigenen Ängste ins Licht des Bewußtseins und möglicherweise zum Ausdruck gebracht, so daß sie nicht länger verdrängt werden müssen.

Ihr offenes Herz bringt die Wirklichkeit in Ihre Sitzungen der berührenden Pflege und in die Beziehungen mit jenen Menschen, die Sie berühren. Wenn Sie Herz und Verstand dem Menschen öffnen, den Sie gerade berühren und mit dieser Person sind, so wie sie gerade ist sowie Ihr Ego in den Dienst an diesem Menschen stellen, so wird dies Ihr Leben entscheidend beeinflussen.

Selbstgefühl

In der Wirklichkeit des eigenen Seins fest verwurzelt zu leben, ist in der Pflege für Praktizierende der direkten Berührung eine wichtige Eigenschaft. Mit anderen Worten: Sie brauchen eine klare Bewußtheit der eigenen körperlichen Präsenz sowie der physischen und psychischen Begrenzung.

Ein Grund, warum dieses Selbstgefühl so wichtig ist, liegt darin, daß Sie ohne ein solches sich zu sehr mit jenen Menschen, mit denen Sie arbeiten, identifizieren. Das kann so weit gehen, daß Sie geistig, emotional oder energetisch mit ihnen »verschmelzen«. Auch wenn das eine interessante metaphysische Übung sein mag, so ist es letztendlich doch nicht der beste Weg, anderen mit einfühlsamer Berührung beizustehen.

Wenn Sie zu denen gehören, die sich nicht immer ganz selbstverständlich »geerdet« oder körperlich mit der Erde verbunden fühlen, wäre es nützlich, Aufmerksamkeit und Achtsamkeit auf die körperliche Existenz zu lenken und dies auch beständig zu üben. Zur Erinnerung daran, daß ich mit einem Körper auf dieser Erde herumlaufe und von ihr getragen werde, benutze ich folgende Übung. (Dies ist obendrein eine gute Technik, wenn man das Gefühl hat, abzuheben und wieder auf die Erde kommen möchte.)

Schließen Sie die Augen und richten Sie Ihre Aufmerksamkeit auf den Körper. Atmen Sie tief durch beide Nasenlöcher ein, und atmen Sie dann durch den Mund aus. Spüren Sie beim Ausatmen die dichte Form des Körpers, wie Sie sitzen oder auf stabilem Grund stehen. Werden Sie sich der Wirklichkeit des Körpers in Verbindung mit der festen Materie der Erde bewußt. Spüren Sie, wie die Erde Ihre physische Anwesenheit trägt. Um diese erdende Übung noch weiterzuführen, stellen Sie sich einen unsichtbaren, aber undurchdringlichen Stab vor, der tief aus dem Zentrum der Erde herausragt und in ihren Körper reicht. Visualisieren Sie den Stab, wie er durch die Mitte Ihres Körpers geht und aus Ihrem Kopf herausragt, sich von dort bis in die Unendlichkeit ausdehnt. Atmen Sie weiter, bleiben Sie sich Ihres Körpers in Kontakt mit der Erde bewußt.

Zur Erfahrung eines Selbstgefühls hilft es auch, sich der eigenen inneren Energiequelle bewußt zu sein und ganz in der eigenen Mitte zu verweilen. Hier noch eine einfache Übung zum Zentrieren:

Schließen Sie die Augen, atmen Sie tief in Ihren Bauch. Finden Sie in sich den Ort, der sich wie die Mitte der körperlichen Existenz anfühlt. Vielleicht ist es die Stelle unterhalb des Nabels oder noch tiefer im Körper oder auch in der Herzregion. Fahren Sie mit der Bauchatmung fort, und verweilen Sie mit Ihrem Bewußtsein aufmerksam im eigenen Körper, bis Sie sich ruhig und zentriert fühlen. Bleiben Sie beim Ein- und Ausatmen ganz aufmerksam bei Ihrem Atem. Vielleicht möchten Sie sich ein helles Licht oder eine Energiequelle im Zentrum Ihrer körperlichen Gestalt vorstellen. Spüren Sie, wie die Strahlen alle Teile des Körpers erfassen und bis zu den Händen und den Fingerspitzen reichen.

Bevor Sie das Zuhause oder den Raum eines Menschen betreten, mit dem Sie arbeiten, versuchen Sie, einen Moment innezuhalten. Lassen Sie das äußere Geschehen los, und verbinden Sie sich mit Ihrem eigenen Selbst, so daß Sie während jeder Sitzung heilsamer Berührung ganz präsent sind.

Konzentration

Die Fähigkeit, Aufmerksamkeit und Energie auf eine Person oder eine Sache zu richten, ist für jedes Vorhaben eine sinnvolle Eigenschaft. Im Grunde ist es schwer, irgend etwas ohne Konzentration zu bewerkstelligen!
Bei Körperarbeit und Massage muß man zwei Arten von Zentrierung beherrschen. Zunächst einmal sollte die Aufmerksamkeit oder der Fokus auf jene Person gerichtet werden, mit der man arbeitet. Das heißt, daß Sie fähig sein müssen, all die Zerstreuungen, die Sie von der berührten Person ablenken, beiseitestellen zu können. Das können Ihre eigenen Gedanken über den Gesundheitszustand des betreffenden Menschen sein, es kann sich aber auch um das Geräusch des Staubsaugers im Flur des Pflegeheims handeln. Dabei kommt die eine Zerstreuung von innen, und die andere hat ihre Quelle außen.

Ihre eigenen Gedanken und Gefühle können Ihre Aufmerksamkeit auf beinahe unmerkliche Weise beeinträchtigen. Vielleicht gehören Sie zu denen, die mehrere Dinge auf einmal bedenken oder erledigen können, und so entdecken Sie sich vielleicht dabei, wie Sie für Ihre Familie das Abendessen bereiten, während Sie einer älteren Dame im Krankenhausbett eine Fußmassage geben. Auch wenn das für einen Außenstehenden genau gleich aussehen kann, ist die Erfahrung nicht dieselbe – weder für die ältere Frau noch für Sie –, wie wenn Sie ganz aufmerksam nur bei diesem Menschen wären, den Sie gerade berühren. Spüren Sie den Unterschied, wenn Sie die folgende Übung mit einem befreundeten oder geliebten Menschen machen:

Richten Sie Ihre Aufmerksamkeit auf den Partner oder die Partnerin, nehmen Sie eine Hand in Ihre Hände. Während Sie die Hand halten, beginnen Sie mit sanftem Druck zu massieren. Sie brauchen währenddessen nicht in die Augen der befreundeten Person zu schauen, bleiben Sie einfach nur ganz aufmerksam bei ihm oder ihr. Fahren Sie mit Massieren fort, einfühlsam und sanft; massieren Sie zunächst die Hand, dann die Finger, gehen Sie diese einzeln durch, und bleiben Sie weiterhin aufmerksam. Wenn Sie voller Aufmerksamkeit die ganze Hand berührt und massiert haben, legen Sie sie sorgfältig in den Schoß Ihres Gegenübers. Und nun denken Sie an etwas anderes, oder schauen Sie im Zimmer herum. Denken Sie jetzt nicht an diesen Menschen, und nehmen Sie einfach ganz beiläufig die andere Hand auf. Berühren und streichen Sie sie, während Sie über irgend etwas anderes nachdenken, das überhaupt nichts mit dem zu tun hat, was Sie gerade tun. Und dann fragen Sie den anderen nach seinen Empfindungen und wie sich die Hände in diesem Moment anfühlen. Tauschen Sie danach die Rollen, so daß auch Sie die Erfahrung machen können, wie es ist, wenn man einmal sehr bewußt und aufmerksam berührt wird und ein andermal irgendwie beiläufig.

Möglicherweise spüren Sie einen sehr dramatischen Wechsel, wenn sich die Aufmerksamkeit der Person, die Sie massiert, von Ihnen wegbewegt. Vielleicht erscheint Ihnen beim ersten Mal der Unterschied auch gar nicht so groß. Spüren Sie außerdem noch, wie es für Sie ist, wenn Sie selbst jemanden achtsam berühren oder aber wenn Sie die Aufmerksamkeit umherwandern lassen bzw. wenn Sie sich mit etwas gänzlich anderem befassen.

Die zweite Art der Konzentration, die wir in der therapeutischen Massage brauchen, ist die Fähigkeit, Energie körperlich zu lenken. Das heißt mit anderen Worten, daß Sie willentlich Ihre Energie in eine bestimmte Richtung kanalisieren wollen oder zumindest fähig sein möchten, die Lebenskraft aus Ihrem Körper durch Ihre Hände zu jemand anderem fließen zu lassen. Praktizieren Sie die folgende Übung, wenn Sie sich der Wirklichkeit dieser Energie vergewissern wollen oder sich auf die Energie, die aus Ihrem Körper strömt, wieder konzentrieren möchten:

Vergewissern Sie sich sitzend oder stehend, daß Sie sowohl geerdet als auch in sich zentriert sind. Legen Sie die Handflächen aufeinander, und reiben Sie sie so lange, bis Sie Hitze spüren. Richten Sie jetzt die Aufmerksamkeit auf Ihre Handflächen, nehmen Sie dann ganz langsam die Hände auseinander, und bewegen Sie sie ebenso langsam wieder aufeinander zu. Achten Sie dabei auf Ihre Empfindungen und Gefühle. Wechseln Sie die Entfernung der Hände, und versuchen Sie herauszufinden, wann Sie eine Änderung der Empfindungen bemerken. Mit einem Freund, einer Freundin können Sie eine ähnliche Übung machen, indem Sie beide mit den Handflächen aufeinander zugehen. Experimentieren Sie mit Ihrer Konzentrationsfähigkeit auf dieses Energiefeld, wenn die Hände sich aufeinander zubewegen und sich wieder voneinander entfernen.

Wenn Sie auf Ihre eigene Lebenskraft oder Energie achten, werden Sie sie möglicherweise als Prickeln in Ihrem Körper empfinden. Sie können aber auch Hitze, Licht oder Schwingung spüren. Vielleicht erfahren Sie einen Energiefluß innerhalb und/oder außerhalb Ihres Körpers. Sobald Sie diese Energie wahrgenommen haben, läßt sich damit experimentieren, sie zu lenken. Wenn Sie aus Ihrer Mitte atmen, können Sie die Energie in Bewegung bringen und in Ihre Arme fließen lassen, hinunter in die Hände und von da bis in die Fingerspitzen.

Je mehr Sie sich auf Ihre Energie konzentrieren und sie bewußt lenken, um so eher werden Sie bemerken, daß diese Fähigkeit mit der Zeit selbstverständlich wird. Manchmal können die Empfindungen stärker sein, dann kann die Bewegung unterschiedlich verlaufen, aber schließlich werden Sie nicht mehr jedesmal, wenn Sie jemanden berühren, daran denken.

Dem Tod ins Angesicht schauen

Gary Luce, ein prominenter Lehrer auf dem Gebiet von Tod und Sterben sagt, wir brächten mehr Energie für die Vorbereitungen zu einer Hawaii-Reise auf als für die Einstimmung auf den eigenen Tod. Das trifft insbesondere auf unsere westliche Kultur zu, wo der Tod oft so lange wie möglich geheimgehalten und geleugnet wird.

Wer die heilsame Berührung ausüben möchte, sollte über eine wichtige Eigenschaft verfügen, die ich Tod-Bewußtsein oder Vorbereitung auf den Tod nennen möchte. Bis zu einem gewissen Grad sollten Sie Ihre eigenen Todesängste angeschaut haben. Sie müßten die eigene Sterblichkeit akzeptiert haben und sich darüber im klaren sein, daß der Tod ganz natürlich zum Zyklus des Lebens gehört und daß Sie, wie auch alle, die Sie lieben, eines Tages sterben werden.

Wenn Sie sich näher mit der heilsamen Berührung befassen möchten, wäre es hilfreich, die eigenen Sorgen in bezug auf Tod und Sterben zu kennen und zu wissen, wie man mit solchen Ängsten umgeht. Damit meine ich ein offenes Herz und einen offenen Verstand, damit Gedanken, Sorgen und Ängste über Tod und Sterben sich zeigen können. Damit meine ich auch, daß Sie diese Ängste untersuchen sollten, bis Sie ein Verständnis für deren Ursprung oder Anlaß entwickeln. Und ich meine damit auch die Fähigkeit, diese Ängste auszudrücken und mitzuteilen – und möglichst nicht nur sprachlich, sondern auch auf anderen Ebenen, zum Beispiel, indem Sie darüber schreiben oder ein anderes künstlerisches Betätigungsfeld dafür suchen. Ein Teil Ihres Prozesses kann darin bestehen, daß Sie, indem Sie mit Sterbenden arbeiten oder ihnen nahe sind, Ihren eigenen Ängsten begegnen und sich dem aussetzen, wovor Sie am meisten Angst haben. Um mich mit den Gedanken und Gefühlen zu befassen, die ich noch nicht bewußtgemacht habe, benutzte ich als Technik die Dyadenübung. Ich frage einen vertrauenswürdigen Freund oder Kollegen, ob er die Übung mit mir machen will. Wir einigen uns auf ein Thema und eine bestimmte Vorgehensweise, wie zum Beispiel: »Erzähl mir etwas, was dich beim Alterungsprozeß bedrückt« oder »Erzähle mir von einer Todesfurcht«. Wir setzen fest, wieviel Zeit wir dafür aufwenden wollen (30 bis 40 Minuten wären ein guter Zeitrahmen) und verpflichten uns, diese Übung genausolange durchzuführen. Ein Wecker oder eine Stoppuhr können das Ende der Zeit anzeigen.

Falls Sie diese Übung ausprobieren wollen – hier sind die einzelnen Schritte:

1. Setzen Sie sich auf Stühlen oder Kissen auf dem Boden gegenüber, so daß Sie einander sehen, aber nicht berühren können. Der Abstand sollte als angenehm empfunden werden.
2. Entscheiden Sie sich für eine bestimmte Anleitung, und halten Sie sich während der gesamten Übung an diesen Wortlaut.
3. Legen Sie fest, wer zuerst spricht und wer zuerst zuhört.
4. Die als erste zuhörende Person gibt ihrer Partnerin oder ihrem Partner die Anweisung. Zum Beispiel: »Sage mir etwas, was dich im Zusammenhang mit dem Altwerden bedrückt.«
5. Die andere Person hört die Anweisung, richtet ihre volle Aufmerksamkeit auf diese Angabe und nimmt wahr, was passiert. Diese Person teilt dann der anderen alles mit, was im Zusammenhang mit diesem Thema auftaucht. Dazu gehören Gedanken, Gefühle, emotionale Reaktionen – was auch immer in Körper, Geist oder Seele anklingt.
6. Die zuhörende Person bleibt offen und nimmt alles auf, was der Partner/die Partnerin sagt. Sie greift nicht ein, weder mit Worten noch anderweitig und wertet oder beurteilt das Mitgeteilte nicht.
7. Hat die mitteilende Person all das, was im Bewußtsein zu diesem Thema relevant war, geäußert – nicht mehr und nicht weniger –, bedankt sich die zuhörende Person, um dem anderen Anerkennung zu zeigen und um deutlich zu machen, daß die Kommunikation angenommen wurde.
8. Dann werden die Rollen getauscht, und wieder wird die gleiche Anweisung gegeben.
9. Der Wechsel geht so lange weiter, bis die verabredete Zeit abgelaufen ist.

Eine solche Übung kann zu einem kraftvollen und nützlichen Werkzeug bei der Verarbeitung von Gedanken und Gefühlen werden. Diese Dyadenübung können Sie für beinahe jedes Thema oder Lebensgebiet wählen, von dem Sie das Gefühl haben, festgefahren zu sein. Sie wird Ihnen helfen, weiterzukommen.
Sobald Sie einmal diesen Selbstanalyseprozeß in bezug auf Krankheit, Tod, Sterben unternommen haben, wird er sich von ganz allein fortsetzen und sich durch die Hilfe für andere vertiefen. Möglicherweise tauchen neue Ängste auf (wenn Sie beispielsweise jemanden Ihrer Altersruppe antreffen, der nicht mehr sprechen oder gehen kann, oder mit jemandem zu tun haben, der enorme

Schmerzen auszuhalten hat). Haben Sie die Fähigkeit entwickelt, sich mit Ihren eigenen Ängsten, sobald sie auftauchen, zu konfrontieren und sie zu akzeptieren, so werden Sie fähig sein, auch dann aufmerksam mit jemandem zu arbeiten, wenn dabei Ängste aufkommen. Sie können Ihre Reaktion wahrnehmen und annehmen, statt sie zu unterdrücken oder zu verleugnen, und mit Ihrer Sitzung fortfahren. Nach der Sitzung können Sie dann Ihre Reaktion genauer betrachten und untersuchen. Dieser Prozeß wird sich zunehmend leichter und schneller abspielen, bis Sie an eine Grenze kommen, wo Sie eine neue und zuvor verleugnete persönliche Erfahrung mit dem Tod (zum Beispiel der plötzliche Tod von Nahestehenden) machen. Sobald Sie sich diesem Widerstand gestellt und ihn überwunden haben, werden Sie auf einer tieferen Ebene mit Ihrem persönlichen Wachstum fortschreiten.

Wenn Sie mit gebrechlichen Älteren oder anderen Menschen arbeiten, die sich dem Ende ihres Lebens nähern, kann es für Sie wichtig sein, sich mit den Anzeichen und Symptomen eines sich ankündigenden Todes auszukennen (siehe Anhang I). Vielleicht arbeiten Sie mit einem Menschen, der sich diesem Übergang annähert. Möglicherweise sind Sie sogar die einzige anwesende Person, wenn jener seinen letzten Atemzug tut. Je besser Sie die Todeserfahrung verstehen und annehmen, um so mehr Unterstützung können Sie anbieten. Bleiben Sie ruhig und aufmerksam und für diesen Menschen in diesem Moment ganz präsent.

Stephen Levine sagte in einem Seminar, an dem ich teilnahm, das Zusammensein mit einem Menschen im Augenblick des Todes sei eine seltene und wundervolle Gelegenheit, eine Erfahrung zu machen, die wir begrüßen sollten, denn in einem solch bedeutenden Augenblick gäbe es so viel zu lernen. Dieser Satz erweist sich für mich als tiefe Wahrheit. Von einem anderen Lehrer hörte ich, wie aufgeregt, ja wie begeistert er jedesmal sei, wenn er zu jemand Sterbendem gerufen werde, denn er wisse dann, daß er sich nun in die Gegenwart der Wahrheit begebe.

Sich einlassen können

Die Fähigkeit, sich auf jemanden einzustellen, ist eines der sinnvollsten Talente, das man besitzen kann, wenn man mit Menschen am Ende ihres Lebens arbeitet. Tatsächlich hilft es Ihnen in jeder Beziehung.

Mit zunehmender Praxis werden Sie Ihre Fähigkeit entwickeln, hinter die Fassaden zu schauen. Sie sehen dann nicht mehr nur einen behinderten, entstellten oder sterbenden Körper und halten sich auch nicht mehr am nörgelnden oder streitsüchtigen Wesen eines Menschen auf. Sie entwickeln die Fähigkeit, Ihre Aufmerksamkeit auf das Individuum zu richten und nicht auf den erregten Geist oder einen schmerzhaften körperlichen Zustand. Mit zunehmender Praxis können Sie den Betreffenden nicht nur von seiner körperlichen Verfassung trennen, sondern auch von bestimmten Ansichten und Meinungen. Es hilft zu erkennen, daß Ansichten, Geistesverfassungen, Gefühle und körperliche Empfindungen ständig wechseln. Und doch existiert da ein Wesen, das die Wechselfälle von Körper oder Geist überdauert.

Die geistige und körperliche Verfassung eines Menschen zu erkennen, ist besonders wichtig, wenn man mit Berührung arbeitet. Bleiben Sie allerdings mit Ihrer Aufmerksamkeit am Leid, der körperlichen Gegebenheit oder den Ängsten hängen, können Sie diesem Menschen viel weniger beistehen. In solch einem Moment versuchen Sie vielleicht, mit jener Person über Ihren Kopf in Kontakt zu treten, statt aus einem zentrierten, geerdeten und gleichmütigen Befinden heraus zu handeln.

Ich schlage nicht vor, daß Sie Ihre Augen vor dem Schmerz und Leid derjenigen verschließen sollten, für die Sie sorgen. Ich meine vielmehr, daß das größte Mitgefühl und das Bewußteste, was Sie tun können, darin besteht, Ihre Reaktionen auf die Verfassung des anderen wahrzunehmen und dann diese Gedanken zur Seite zu stellen, damit Sie sich um so aufmerksamer mit jenem Menschen befassen können, der sich in dieser Lage befindet.

Einmal habe ich mich freiwillig für die Massage eines Mannes gemeldet, der seit beinahe fünfzehn Jahren an einer seltenen neuromuskulären Störung litt. Diese Krankheit verursacht schwere, unwillkürliche Muskelkontraktionen im Körper, meist in den Schultern, am Nacken und im Gesicht. Bei dem Betreffenden war die rechte Schulter ständig verkrampft, und der Kopf wurde durch unregelmäßige, ruckartige Bewegungen des Halses zur Seite gezogen. Infolge dieser ständigen Bewegung war der Kiefer dieses Mannes verzogen, was sein Sprechen beeinflußte und es schwermachte, ihn zu verstehen. Im Verlauf der Krankheit war auch das Schlucken so schwer geworden, daß all seine Nahrung wie auch seine Medikamente ihm in flüssiger Form durch eine Sonde verabreicht wurden. Mit einem Gerät, wie es Zahnärzte benutzen, wurde der sich ansammelnde Speichel vom Mund abgesogen. Der Mann hatte sich angewöhnt, ein kleines Taschentuch vor Gesicht, Mund oder Lippen zu halten. Zum Teil wollte er damit die Besucher vor seinem Anblick schützen, ihnen Unbehagen und Bestürzung ersparen, zugleich diente es ihm dazu, sein eigenes Unwohlsein zu verbergen und sich selbst daran zu hindern, auf die Lippen zu beißen. Seine Muskelkrämpfe waren von Tag zu Tag unterschiedlich heftig, manchmal hatte er ein beständiges Zucken an einem Auge, als ob ihn irgend etwas dort störe. Der Urin wurde mit einem Katheter in einen Beutel geleitet, der seitlich am Bett angebracht war. Neben seinem Bett standen ein Sauerstofftank mit Maske wie auch eine Apparatur für intravenöse Versorgung bereit.

Ich hatte noch nie jemanden mit solch einer Krankheit angetroffen. Als ich an das Bett dieses Herrn trat, fühlte ich mich von diesem Anblick überwältigt. Zahlreiche Gedanken und Gefühle stiegen in mir auf, als ich anfing, ihn zu berühren. Ich empfand große Traurigkeit für ihn und seine Frau. Ich spürte Angst, daß ich selbst oder jemand, der mir lieb war, plötzlich einer ähnlichen Krankheit ausgesetzt sein könnte. Und ich fragte mich, wie ich mit einem solch tragischen Schicksal fertig würde. Zugleich fühlte ich mich ein klein wenig schuldig, weil dieser Mensch schon so viele Jahre derart hilflos war, während ich all die Zeit gesund und munter durch die Welt spazierte. Ich war vom Verlangen erfüllt, diesem Menschen zu »helfen«, etwas zu »tun«, das sein Leiden mindern könnte.

Statt innezuhalten und meine Reaktion auf diese Situation wahrzunehmen und anzunehmen und dann meine volle Aufmerksamkeit dieser bettlägerigen und durch die ungewöhnliche Krankheit behinderten Person zuzuwenden, versuchte ich, meine Gefühle zu ignorieren, alles, was ich dachte, zu überspringen und Massagetherapie anzuwenden. Ich war nicht zentriert und bezog mich auch nicht recht auf den Betreffenden als Menschen, ich war wie betäubt, verwirrt und ging einfach mechanisch die Handgriffe durch. Die Folge davon war, daß ich den alten Herrn wie erstarrt verließ und mich schließlich selbst körperlich wie seelisch unbehaglich fühlte. Wäre er vor meinem nächsten Besuch gestorben, hätte ich ihn nicht kennengelernt. Ich hätte mich nur an einen vom Leid geplagten Körper erinnert und nicht an jenen erstaunlich angenehmen, liebevollen und dankbaren Mann, der in diesem Körper wohnte. Diese dramatische Lektion habe ich nie vergessen.

Die folgenden Zeilen entstammen einer Publikation des Laguna Honda Krankenhauses. Verfaßt hat sie eine Frau aus der Geriatrieabteilung des Spitals, und das Personal entdeckte das Gedicht im Schrank dieser Frau nach ihrem Tod – man hatte sie immer für schreibunkundig gehalten...

Was siehst du, was siehst du?
Woran denkst du, wenn du mich anschaust?
Eine mürrische Alte, nicht besonders weise,
unsicher im Verhalten, die Augen entrückt.
Sie kleckert mit ihrem Essen, antwortet nicht.
Wenn du mit lauter Stimme sagst: »Würden Sie es doch nur versuchen«,
dann sag ich dir, wer ich bin, die hier so still sitzt:
Ich bin ein kleines Kind von zehn Jahren mit Vater und Mutter,
Brüdern und Schwestern, die einander lieben;
mit zwanzig schon Braut, das Herz hüpft,
erinnert sich an die Gelübde, die ich halten wollte.
Mit 25 schon hab ich eigene Kinder.
Sie brauchen mich, um glücklich zu sein.
Mit fünfzig spielen wieder Babys bei mir.
Und wieder kennen wir Kinder, meine Lieben und ich.
Dunkle Tage lasten auf mir, mein Mann ist tot.
Die Zukunft erscheint mir jetzt ebenfalls tot.
Die Kinder beschäftigt mit eigener Not.
Ich denk an die Jahre und die Liebe, die ich kennenlernte.
Bin eine alte Frau jetzt und die Natur ist so kalt,
läßt uns im Alter wie blöd dastehen.
Der Körper schrumpft, Anmut und Kraft verlassen uns.
Wo das Herz schlug, liegt jetzt ein Stein;

doch noch immer lebt in diesem alten Körper ein junges Mädchen,
und immer mal wieder schwillt mein geschlagenes Herz,
wenn ich an die Freuden denk, an den Schmerz.
Und ich lebe und liebe wieder.
Ich denk an die Jahre... zu kurz, zu schnell,
akzeptiere die unumstößliche Tatsache, daß nichts bleibt.
Öffne deine Augen, schau und sieh:
nicht die mürrische Alte, schau genauer – sieh mich.

Richten Sie Ihre Aufmerksamkeit ausschließlich auf den körperlichen Zustand, die Krankheit oder die Verfassung eines Menschen, verpassen Sie die einzigartige Gelegenheit, jemand anderen kennenzulernen und mit ihm in Beziehung zu treten. Heilsame Berührung handelt nicht von Händchenhalten oder Körpermassage, sondern von der Beziehung zwischen zwei Menschen!

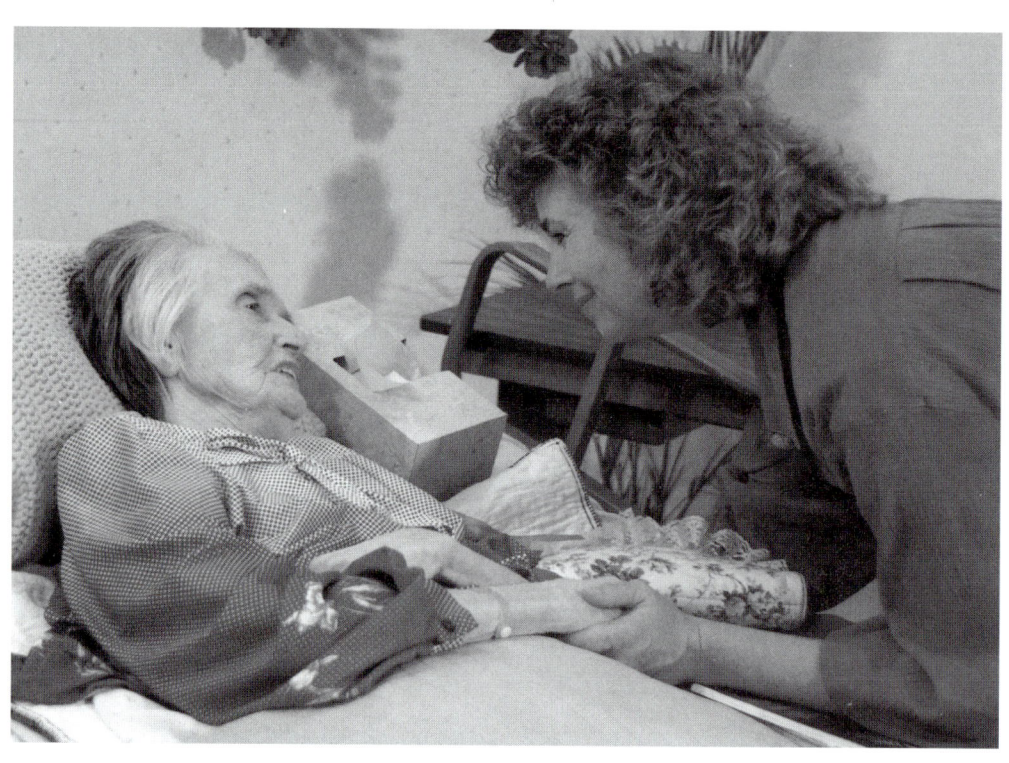

4

Nützliche Hilfsmittel

Ein Wahrheitssucher: »Wie finde ich Gott?«
Der Lehrer: »Gib den Menschen zu essen.«
Der Sucher: »Wie werde ich erleuchtet?«
Lehrer: »Diene den Menschen.«

Ram Dass

Die Charaktereigenschaften und Fähigkeiten, die wir in Kapitel 3 besprachen, sind die wichtigsten Hilfsmittel, die Ausübende der heilsamen Berührung brauchen. Diese innerlichen Fähigkeiten und die Bereitschaft, sie auszubauen, sind im Grunde alles, was Sie zu Anfang benötigen. Gleichwohl gibt es ein paar praktische Gegenstände, die als zusätzliche Hilfsmittel zur Ergänzung Ihrer inneren Quellen und Möglichkeiten nützlich sind. Wenn Sie zu Hause arbeiten, können Sie vielleicht diese Dinge zusammenstellen und an einem Ort aufbewahren, wo Sie sie zur Verfügung haben, wenn Sie sie brauchen. Arbeiten Sie außerhalb, schaffen Sie sich eine Tasche an, in der Sie all die Sachen verstauen können, so daß Sie, wenn Sie zu Ihren Sitzungen gehen, nur noch nach dieser Tasche greifen müssen.

Öle und Lotionen

Viele Techniken der heilsamen Berührung können ohne Öl angewandt werden, da dies manchmal unnötig oder unangebracht ist. Für einige Situationen und bei einigen Techniken jedoch benötigen wir ein Gleitmittel. (Den besonderen Gebrauch von Ölen und Lotionen bei heilsamer Berührung werde ich in Kapitel 5 erläutern.)

Am besten nehmen Sie Massageöl und Lotionen einfach zu jeder Sitzung heilsamer Berührung mit, so daß Sie sie, falls benötigt, zur Hand haben. Es gibt eine ganze Menge Öle und Lotionen auf dem Markt, die als die besten Massageprodukte angepriesen werden. Einige sind recht teuer, schwierig zu finden und enthalten verschiedene Zusätze. Andere können in jedem Geschäft gekauft werden.

Professionelle Körpertherapeuten und ihre Klientel entwickeln oft eine besondere Vorliebe für das eine oder andere Gleitmittel. Ich hatte regelmäßige Massagepatienten, die mit ihrem eigenen Öl kamen, weil es den von Ihnen bevorzugten Duft enthielt oder weil es als besonders heilsam angepriesen worden war. Ich selbst ziehe pflanzliche Öle den Mineralölen vor (auch Babyöl), und zwar aus dem ganz einfachen Grund, weil der wiederholte Gebrauch von Mineralöl die Poren verschließt.

Meinem Gefühl nach sind Pflanzenöle der Haut zuträglicher. Mandel- und Aprikosenkernöl halte ich für besonders gut. Sie können auch das weniger teure Distelöl benutzen. Ich nehme gern Kokosöl, das leicht und natürlich ist und nur wenig Eigengeruch hat. Kokosöl dringt schnell in die Haut ein und wird auch nicht ranzig, wenn es auf Decken oder Kleidung gerät. Man kann es in Naturkostläden erstehen. Auf den ersten Blick mag es vielleicht wie Mayonnaise aussehen, weil es beim Festwerden ganz weiß wird. In diesem Fall müssen Sie es einfach nur ein wenig erwärmen und vielleicht umfüllen, am besten in ein Gefäß, mit dem Sie gut zurechtkommen – in Drogerien, Haushaltswarengeschäften, Parfümerien oder Kaufhäusern finden Sie sicher das passende. Falls das Wetter nicht gerade sehr warm ist, müssen Sie das Öl eventuell vor jedem Gebrauch wieder erhitzen. Sie können Ihr Öl auch im Mikrowellenherd erwärmen oder das Gefäß in heißes Wasser stellen. Wird das Kokosöl erwärmt, verflüssigt es sich und ist durch seine Wärme dann besonders angenehm auf der Haut. Haben

Sie keinen Mikrowellenherd (Pflegeheime erlauben Ihnen vielleicht nicht unbedingt den Gebrauch desselben) und ist auch kein heißes Wasser zur Stelle, dann läßt sich das feste Kokosfett auch ganz einfach zwischen den Händen verreiben und schmilzt somit.

Lotionen werden ähnlich wie Öl bei der Massage benutzt, um Reibung zu vermeiden. Auch da richtet es sich wieder nach Ihren Vorlieben und denen der von Ihnen behandelten Person, welches Gleitmittel Sie verwenden. Wenn es nur darum geht, trockene Haut zu befeuchten, dann ist Lotion besser als Öl. Manchmal geben Krankenhäuser Lotionen an ihre Patienten aus, aber ich fand diese meist zu klebrig und für Massagen ungeeignet, deshalb nehme ich immer meine eigene Lotion mit, wenn ich jemand im Spital oder Pflegeheim besuche. Wann immer möglich, ist es am besten, Öle und Lotionen ohne zusätzliche Duftstoffe zu benutzen, es sei denn, die Person mit der Sie arbeiten, äußert einen spezifischen Wunsch. Viele ältere Menschen haben einen besonders sensiblen Geruchssinn und finden starke Gerüche überwältigend oder unangenehm.

Gerade Kranke reagieren oft besonders empfindlich auf Gerüche und können plötzlich bestimmte Düfte nicht ausstehen, die ihnen in der Vergangenheit gar nichts ausmachten. Das gilt insbesondere für Menschen, die gerade Bestrahlungen bekommen oder eine Chemotherapie durchlaufen.

Entdecken Sie extrem trockene Haut an Händen oder Füßen, wollen Sie vielleicht eine dickflüssigere Körperlotion für diese Stellen benutzen, wie beispielsweise Eucerin, das es in Drogerien und Kaufhäusern gibt. Extrem trockene Haut findet sich oft an Ellbogen und Knien sowie Füßen und Beinen.

Probieren Sie einige Öle und Lotionen aus, damit Sie herausfinden, welches Ihnen am angenehmsten ist. Ganz allgemein sollten Sie eher nach Ölen Ausschau halten, die wie erwähnt nur wenig parfümiert sind und mehr natürliche als künstliche Zusätze enthalten. Ich habe Öl und Lotion gemischt und mit dieser Kombination sehr gute Erfahrung bei der Massage Älterer gemacht. Lotion ist vielleicht einigen vertrauter und manchmal auch leichter anzuwenden. Nochmals: Falls jemand, mit dem Sie arbeiten, ein eigenes Gleitmittel hat oder einen besonderen Wunsch äußert, den Sie leicht erfüllen können, dann benutzen Sie auf jeden Fall das Mittel, das diese Person ausgewählt hat.

Andere Hilfen

Auf die Haut aufgetragener Puder kann sich beruhigend und angenehm anfühlen. Manche Menschen ziehen dies einer Lotion oder einem Öl vor. Trockener Puder läßt sich leicht auftragen und vermittelt möglicherweise durch seine Assoziation zu Säuglingen und Mütterlichkeit ein Gefühl von Umsorgtsein und Behütung.

Eine gute Idee ist es, Puder auf jene Hautstellen aufzutragen, die feucht werden oder wenig Luft bekommen, wie unter großen Brüsten, zwischen den Pobacken oder zwischen den Zehen. Es kann auch Zeiten geben, wo Sie Puder für bestimmte Probleme einsetzen, als Alternative zu einem Feuchtigkeitsmittel oder einfach zur Abwechslung. Maisstärkepuder sind Talkum vorzuziehen, wenn die Gefahr besteht, daß der Patient den Staub einatmet und in die Lunge bekommt. Eine Probe- oder Reisepackung Puder wird einige Zeit reichen.

Einige kleine Handtücher können sich während der heilsamen Berührung als sehr nützlich erweisen. Es lassen sich beispielsweise ein oder mehrere Handtücher zusammenrollen und unter einen Knöchel legen, um den Fuß etwas zu heben, oder Sie legen sie unter einen Arm, damit Sie leichter Zugang haben oder um den Kreislauf zu verbessern. Sie können das Handtuch auf Ihrem Schoß ausbreiten, bevor Sie einen Arm oder ein Bein darauflegen. Ein Handtuch kann auch das zu benutzende Gleitmittel von Ihrer Kleidung fernhalten. Ebenso läßt sich mit dem Handtuch ein Fuß einwickeln, um ihn warm zu halten, oder überflüssiges Öl damit wegwischen, das nicht von der Haut aufgesogen wurde. Ich habe oft ein Handtuch über die Bettumrandung oder auf die Lehne eines Rollstuhls gelegt, damit man sich leichter halten kann. Ein Handtuch kann auch nützlich sein, wenn jemand sich plötzlich übergeben muß, während Sie gerade mitten in der Massage sind und sonst kein geeigneter Behälter zur Hand ist.

Eine Nackenrolle ist möglicherweise ebenfalls ein nützliches Utensil. Manche Patienten mögen sie zur Abwechslung zum großen Bettkissen. Sie können sie auch benutzen, um den Nacken einer Person zusätzlich zum Kopfkissen zu unterstützen. Stehen Sie hinter einem Rollstuhl, kann man das Kissen zwischen den Nacken des Patienten und sich selbst legen, damit er sich entspannt dagegenlehnen kann. Fällt der Kopf einer Person immer zur Seite, gibt das Kissen zwischen Schulter und Kopf eine Stütze. Eine Nackenrolle kann ein Knie oder einen Fuß entlasten, während Sie daran arbeiten. Sie läßt sich leichter transportieren als ein Kopfkissen.

Was ich ebenfalls meist bei mir trage, ist eine kleine Dose Tigerbalsam. Ich benutze dieses Produkt nicht routinemäßig und auch nicht sehr oft, doch hilft es recht gut bei muskulären Verspannungen der Schultern und des Rückens oder auch bei Muskelkrämpfen. Tigerbalsam ist eine aus Singapur stammende Mischsalbe, die man leicht in Naturkostläden, Drogerien oder Apotheken bekommt. Sie enthält Kampfer, Menthol, Pfefferminze, Zimt und Nelkenöle. Die mildere Variante ist weiß, während die extra starke rötlich-orange aussieht. Beide strömen einen starken Geruch aus, und ich benutze sie nie, ohne die Patienten zu fragen, ob sie dies mögen. Ich erkläre auch, was es bewirkt. Auf der Haut erzeugt es ein Gefühl wie Rheuma- oder andere Muskelsalben. Kurz nach dem Auftragen des Tigerbalsams wird sich die Haut des Betreffenden deutlich wärmer und prickliger anfühlen. Benutzen Sie Tigerbalsam nie auf offenen Wunden, verletzter Haut oder nahe einer Körperöffnung. Nach dem Gebrauch von Tigerbalsam reinigen Sie Ihre Hände, bevor Sie sich anderen Körperteilen zuwenden!

Eine kleine Desinfektionsseife könnte auch nützlich sein. Ein paar Feuchtigkeitstüchlein, wie man sie auf Reisen benutzt, sind recht hilfreich, wenn weder Seife noch Wasser leicht verfügbar sind. Ich fand es sehr praktisch, eine Schürze mit Taschen (ähnlich wie bei Kellnerinnen oder Kosmetikerinnen) zu tragen, wenn ich nacheinander mit mehreren Menschen zu tun hatte. Die Schürze schützt die Kleidung, und in den Taschen kann man Lotionen und andere kleine Dinge verstauen, so daß man sie schnell zur Hand hat, wenn man sie braucht. Auf dem (amerikanischen) Markt gibt es mittlerweile ein Produkt, das dem Gurt eines Zimmermanns ähnelt und eine oder zwei Schlaufen hat, um die Ölflaschen oder Lotionflaschen hineinzustecken. Hat man eine Lotionflasche mit einer Pumpe in einem solchen Gurt angebracht, sind die Hände frei und man kann leicht und schnell mit diesem Gleitmittel arbeiten.

Gummi- oder Plastikhandschuhe sollte man ebenfalls (in einer Tasche oder einem Beutel) bereithalten, falls sie einmal gebraucht werden (in Kapitel 6 wird erläutert, wann man Handschuhe tragen sollte). Öl kann die Struktur der Handschuhe zerstören, deshalb eignet sich hier besser eine Lotion auf Wasserbasis. Auf jeden Fall sollte man die Handschuhe nach Gebrauch wegwerfen.

Ganz gleich, ob Sie nun als Massagetherapeut(in) oder als freiwilliger Helfer einen Besuch abstatten, in jedem Fall ist es gut, ein Namensschild zu tragen, damit die Betreffenden wissen, mit wem sie es zu tun haben. Der Name läßt sich außerdem leichter erinnern, wenn man ihn nicht nur hört, sondern auch geschrieben sieht. Besonders Schwerhörige oder Menschen, die nicht auf der verbalen Ebene kommunizieren, freuen sich über solch ein Namensschild.

Keiner der genannten Gegenstände ist absolut notwendig, um zu massieren oder jemanden aufmerksam zu berühren. Doch habe ich sie verschiedentlich während der Sitzungen mit heilsamer Berührung nutzen können. Und ich trage sie auch gern mit mir, um mehr Möglichkeiten zu haben. Sie passen alle ganz leicht in eine mittelgroße Stoffeinkaufstasche, die Sie stets griffbereit halten sollten.

Musik

Musik scheint eine besondere Macht auf das Bewußtsein auszuüben, und Töne haben offensichtlich eine tiefgreifende Wirkung auf das Nervensystem. Schon die Griechen der Antike waren der Ansicht, daß Musik heilen könne. Zur Verdauungsanregung spielten sie die Zither, mit anderen Instrumenten regten sie den Schlaf an oder behandelten Geisteskrankheiten. Viele Ganzheitsmediziner und andere Therapeuten nutzen die Musik als Teil des therapeutischen Prozesses, wenn sie mit Klienten arbeiten. Darüber gibt es mittlerweile einige Bücher.

Ganz eindeutig können einige Musikarten die Entspannung fördern, wenn auch nicht jede Musik bei jedem Menschen gleichermaßen anspricht. Wenn Sie das Gefühl haben, eine sanfte oder ruhige Musik während der Massage könne jemandem helfen, zögern Sie nicht, dies vorzuschlagen. Obgleich die Musik kein Bestandteil der heilsamen Berührung ist, kann sie viel zur Entspannung beitragen und wird wohl kaum entgegengesetzte Wirkungen zeigen.

Manchmal habe ich einen Kassettenrecorder und eine Kassette für eine bestimmte Person in die Sitzung mitgebracht, um das Band während der Sitzung laufen zu lassen. Ein blinder Herr, mit dem ich arbeite, hört sehr gern ganz bestimmten Musikstücken zu. Legte ich Benny Goodman oder Jimmy Dorsey während unserer Sitzungen auf, dann fiel mir auf, daß er viel entspannter, weniger abgelenkt und offener für die Berührung wurde.

Einmal besuchte ich einen Patienten, mit dem ich schon seit Wochen gearbeitet hatte; er wurde zunehmend schwächer und bereitete sich auf das Sterben vor.

Dieser Mann war ausgebildeter Musiker. An diesem Tag hatte sein Pfleger ein Band aufgelegt, auf dem ein Pianist so wunderbar spielte, wie ich noch nie jemanden gehört hatte. Während ich bei ihm saß, ihn sanft berührte, mit ihm in diesen kostbaren Augenblicken atmete, schien die Süße der Musik den Raum zu erfüllen und uns einzuhüllen, bis wir beide im Klang versunken waren. Es war eine Erfahrung, die ich nie vergessen werde. Als dieser begabte, sanfte Mann einige Tage später seine Lieblingsoper anhörte, schlüpfte er ganz still aus seinem Körper, während er dem Höhepunkt im letzten Akt der Oper lauschte.

Manchmal kann es auch passieren, daß jemand die Musik, die er vormals wünschte oder gut fand, auf einmal nicht mehr mag oder sogar irritierend findet. Manche ältere Menschen entwickeln ein ungeheuer sensibles Gehör und finden dann beinahe jeden Ton ärgerlich, auch solche, die sie früher beruhigend und angenehm fanden. Selbst Reden kann in diesem Moment auf die Nerven gehen. Mit solchen Menschen sitzt man am besten ganz einfach still da, hält den Kontakt und berührt sie so, wie es am angemessensten erscheint.

Andere Menschen, die sich dem Tod nähern, können Töne gänzlich überhören, sie klinken sich einfach aus und hören nur noch das, was sie hören wollen. Einige ältere oder kranke Menschen fangen an, eigene Laute zu bilden. Das kann eine Bitte um mehr Aufmerksamkeit sein oder aber ein Ausdruck des eigenen Selbst oder von Behagen. Bevor meine Großmutter starb, gab sie einige Wochen lang eine Art Summen, beinahe wie Gesang, von sich. Früher hatte sie mir gern beim Singen zugehört oder einem Band gelauscht, auf das ich gesungen oder gesprochen hatte. Zu diesem Zeitpunkt aber schien sie mir ihre eigene Musik zu machen – ihr andere vorzusetzen, wäre mir wie ein Eindringen oder wie eine Unterbrechung erschienen. Es war offensichtlich, daß ihre Töne sie beruhigten, und das Ganze schien spontan zu passieren.

Respektieren Sie den anderen stets, überlassen Sie dem Menschen, mit dem Sie arbeiten, soviel Kontrolle wie möglich, und unternehmen Sie während der gemeinsamen Zeit alles, um ihn zu ehren. Sie können weder das Lebensskript eines Menschen verändern noch seinen Tod verhindern, aber Sie können zu einer Besserung der Lebensqualität beitragen oder einer sterbenden Person erlauben, in Würde mit einem menschlichen Kontakt zu sterben.

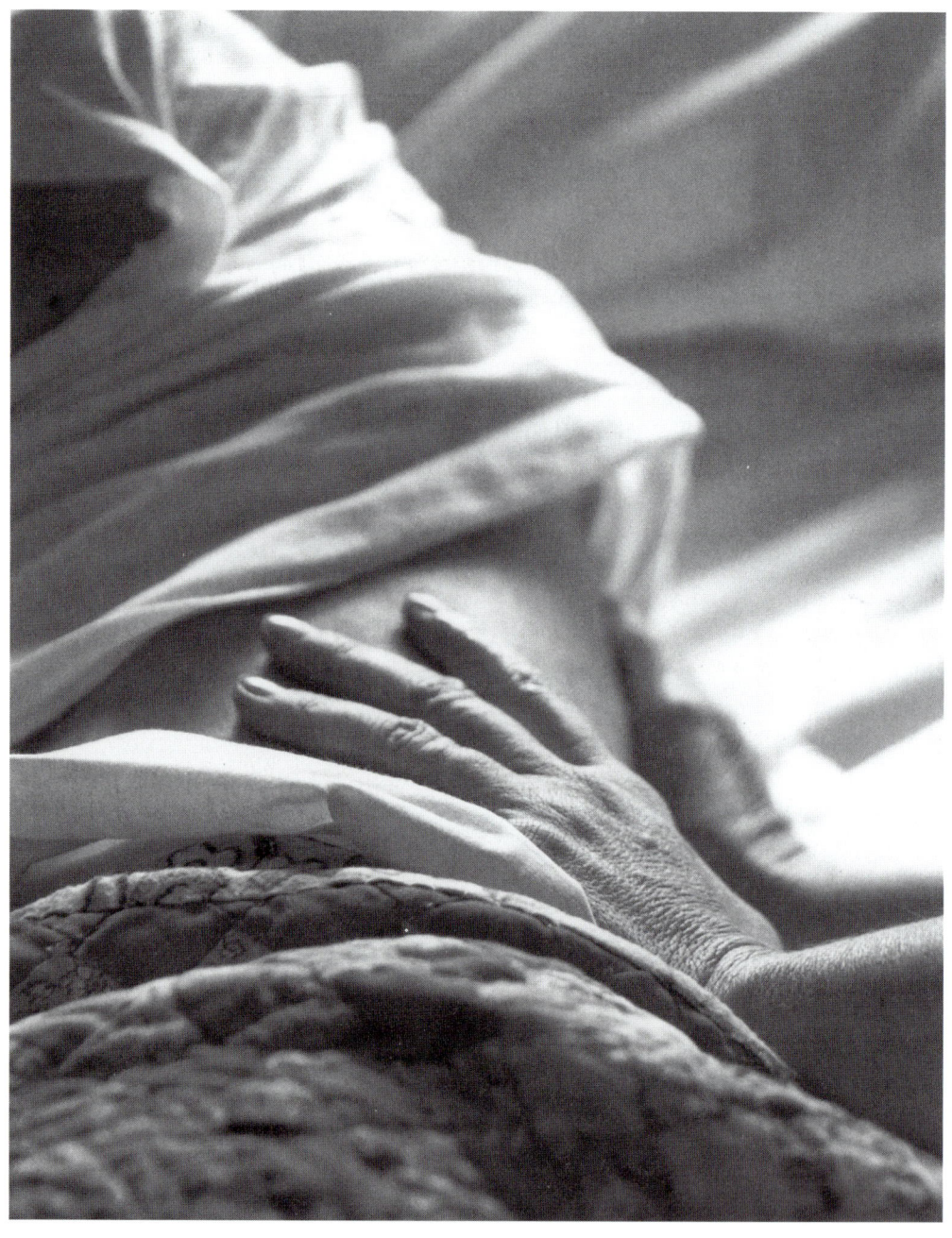

5

Techniken
heilsamer Berührung

Behandle andere so,
wie du behandelt werden möchtest.

Jesus von Nazareth

Die Fähigkeit, ganz aufmerksam bei jenem Menschen zu sein, dessen Körper Sie gerade berühren, ist wichtiger als jede andere angelernte Technik. Wenn Sie die Fähigkeit entwickeln, den anderen wirklich zu sehen, statt nur seinen Körper zu betrachten, und wenn Sie sich der Person mit einem offenen und sorgenden Herzen nähern, dann wird Ihre Berührung wahrscheinlich viel wirksamer sein als die einer gut ausgebildeten Fachkraft, falls sie Handgriffe an einem Körper mechanisch manipulativ ausführt. Aus Ihrem wirklich reinen Kontakt mit diesem Menschen werden Sie intuitiv wissen, was zu tun ist.

Ein Wissen um besondere Berührungsformen und Massagetechniken kann hilfreich sein, um Vertrauen zu bilden und die Möglichkeiten zu erweitern. Das Erlernen einiger einfacher Techniken gibt Ihnen die Grundlage, von der aus Sie aufbauen können. Auch praktische Fähigkeiten wären nützlich, um sie in Verbindung mit Ihrem natürlichen Wissen und Ihrer Intuition anzuwenden.

Haben Sie bereits eine bestimmte Massagetherapie erlernt oder auch eine Ausbildung in Körperarbeit oder sind Sie anderweitig professionell therapeutisch tätig, dann bedarf es für die Arbeit mit Alten und Kranken einer Anpassung dieser Methode oder dieses Systems an die neuen Gegebenheiten. Lymphdrainage, Feldenkrais, Trager, Kraniosakralarbeit, Ortho-Bionomie, Shiatsu, Re-

63

flexologie, Akupressur und Esalenmassage sind verschiedene Körpermethoden, die sich leicht auf die Arbeit mit älteren und kranken Menschen übertragen lassen. Bei gebrechlicheren Älteren und Schwerkranken bedarf es möglicherweise noch sanfterer Methoden der Berührung. Denn Techniken, die sich für gesunde und/oder jüngere Menschen eignen, sind nicht immer angebracht, wenn man mit weniger aktiven, älteren und/oder schwer erkrankten Personen arbeitet.

Gesunde und aktive Menschen vertragen oft eine Stunde oder länger tiefe Massage und Körperarbeit. Eine Sitzung mit heilsamer Berührung kann eventuell nur fünfzehn bis zwanzig Minuten dauern. Allgemein gilt, daß Massagetechniken für Ältere sanfter, weicher und kürzer ausgeübt werden sollen als bei jüngeren oder körperlich aktiveren Menschen.

Es gibt viele Menschen, die niemals eine formale Ausbildung in Körperarbeit oder Massage absolvierten, doch sie wissen instinktiv, wie sie jemanden in angenehmer und heilsamer Weise berühren. Viele Eltern berühren so ihre Kinder, ohne jemals darüber nachzudenken. Die Fähigkeit, zu wissen wann, wo und wie sie mit aufmerksamer Berührung beruhigen können, wächst aus der Liebe zu ihrem Kind.

Wollen Sie mehr über therapeutische Massagen lernen, so gibt es heutzutage genügend Anleitungsbücher mit Bildern, Zeichnungen und genauen Anweisungen, die zeigen, wie man die unterschiedlichen Techniken der Körperarbeit anwendet. Falls Sie gerade erst mit der Kunst der Massage beginnen, können Sie eine Menge aus diesen Büchern erfahren. Noch mehr lernen Sie, wenn Sie Kurse bei erfahrenen Lehrern oder Ausbilderinnen besuchen. Am besten jedoch lernen Sie durch eigene Erfahrung und Übung.

Für manche Menschen ist das Wort Massage negativ besetzt. Es kann Bilder von einem gekneteten, überaus malträtierten Körper hervorrufen, oder es verbindet sich mit etwas Verbotenem oder Sexuellem. Und zusätzlich können ältere Menschen in der Massage eine genußvolle Schwelgerei sehen, die sowieso nur den Reichen zusteht.

Wenn Sie also das Gefühl haben, jemand könnte von aufmerksamer Berührung profitieren, zögert aber, sie anzunehmen, dann kann es sein, daß der oder die Betreffende sich bei dem Wort Massage unwohl fühlt beziehungsweise sich nicht sicher ist, was es mit diesem Wort auf sich hat. Wenn das der Fall sein sollte, können Sie den Begriff Massage so lange vermeiden, bis diese Person durch Erfahrung versteht, was Sie tatsächlich tun. Zögert jemand, sich berühren zu lassen, können Sie anbieten, die Hand mit einer Lotion einzureiben oder den Rücken zu streicheln, falls jemand das an diesem Tag möchte. Sie können der zögernden Person auch versichern, daß sie sich weder ausziehen noch aus dem Bett herausbegeben muß. Bei verunsicherten Menschen fängt man am besten damit an, daß man sich neben sie setzt, sie vielleicht fragt, ob man einfach mal eine Hand halten kann, bis sich Vertrauen einstellt. Gehen Sie langsam vor, fragen Sie stets um Erlaubnis, so daß niemand sich überrumpelt fühlt.

Haben Sie das Gefühl, es ist anfangs für jemanden sicherer, wenn eine vertraute Person oder ein Pfleger, eine Krankenschwester dabei sind, dann schlagen Sie eine solche Lösung vor. Der Betreffende kann sich dadurch eher aufgehoben fühlen, und die Legitimität Ihrer Handlungen wird außerdem verstärkt. Darüber hinaus fühlen sich dann vielleicht auch das Pflegepersonal oder sonst eine nahestehende Person dazu ermuntert, Berührung als Zeichen der Sorge einzusetzen.

Einmal arbeitete ich mit einem Krebskranken, der kurz vor dem Tod stand. An diesem Tag, der sich für ihn als der letzte herausstellte, fragte die Schwester des Kranken, ob sie während meiner Sitzung dabeibleiben und zuschauen dürfe. Ich war froh über diese Entscheidung, und nach dem Tod des Patienten erhielt ich eine Nachricht von dieser Frau. Sie schrieb mir, die Teilnahme an der Sitzung mit heilsamer Berührung habe ihr das Vertrauen gegeben, ihren Bruder in der kurzen Zeit, die noch geblieben war, ebenfalls zu berühren und zu streicheln.

Manchmal trifft allerdings auch das Gegenteil zu. Es kann sich als schwierig erweisen, mit jemandem zu arbeiten, während nahe Familienmitglieder oder jemand vom Pflegepersonal dabei sind. Vielleicht verwirrt es diesen Menschen ganz einfach oder es wird ihm zuviel bzw. es entsteht ein Konflikt, auf wen man sich nun beziehen soll; vielleicht fällt es ihm schwer, sich zu entspannen, während jemand von der Familie dabei ist. In solchen Fällen können Sie dem Pflegepersonal eine Pause vorschlagen, und meist wird die Krankenschwester oder der Pfleger diesem Vorschlag zustimmen, wenn sie sehen, daß Sie ganz gut allein mit der zu massierenden Person zurechtkommen.

Der Körperkontakt während einer Sitzung heilsamer Berührung reicht von aufmerksamem Handhalten bis zur Ganzkörpermassage im Spitalbett, anstelle eines Massagetisches. Die besonderen Handgriffe und Techniken können dabei von Mensch zu Mensch sehr verschieden sein und sogar von einer Sitzung zur nächsten wechseln.

Die therapeutischen Massagetechniken, die man bei heilsamer Berührung anwendet, lassen sich in zwei größere Kategorien unterteilen, die sich häufig überlappen: einfühlsame Massage und aktives Halten. Zur einfühlsamen Massage gehören: Druck, Pressen oder sanftes Kneten, Befeuchten und Streicheln. Zum aktiven Halten gehören aufmerksame (oder bewußte) Berührung, heben, drehen, strecken, dehnen und verschiedene andere Bewegungsformen. Einfühlsame Massage hat auch mit psychischer Berührung zu tun, jemanden im Bewußtsein halten, mit allen Sinnen zu dieser Person in Kontakt treten, vollkommen präsent und aufmerksam zu sein.

Einfühlsame Massage

Ältere, Kranke und Sterbende reagieren unterschiedlich auf Berührung. Daher ist es notwendig, einfühlsam und achtsam vorzugehen. Es empfiehlt sich, mit leichten und sanften Berührungen zu beginnen, um dann langsam den Druck zu steigern (was wiederum von der benutzten Massagetechnik abhängen wird). Fängt man mit zuviel Druck an, kann dies als unangenehm empfunden werden. Druck, den man mit Massagestrichen abwechseln kann, läßt sich mit den Fingerspitzen beider Hände beinahe überall am Körper anwenden. Stärkere Druckmassagen führt man meist mit dem Daumen aus. So kann man den ganzen oberen Rücken behandeln, wobei die Daumen gleichzeitig auf beiden Seiten des Rückens hinunterwandern oder sich separat abwechseln. Achten Sie darauf, nie direkt auf die Wirbelsäule zu drücken oder auf die Schulterblätter (Scapula).
Meist wird Druckmassage mit kleinen kreisenden Bewegungen der Daumen ausgeführt, und zwar oft im Schulter- oder Rückenbereich, aber auch am Fußgewölbe oder in den Handflächen. Diese Technik läßt sich am bekleideten Menschen, aber auch auf nackter Haut ausführen.
Selbst recht alte oder auch gebrechlich wirkende Personen können hin und wieder an manchen Körperstellen kräftigeren Druck vertragen, wie zum Beispiel auf den großen Trapezmuskeln (die die Schultern überkreuzen) oder auf den Rhomboiden (zwischen Schulterblatt und Wirbelsäule). Die Rhomboidmuskeln lassen sich mit den Daumen drücken, wenn Sie hinter dem Rücken der sitzenden Person stehen. Liegt die Person bäuchlings im Bett, können Sie auch mit den Fingerspitzen unter die Schultern greifen.

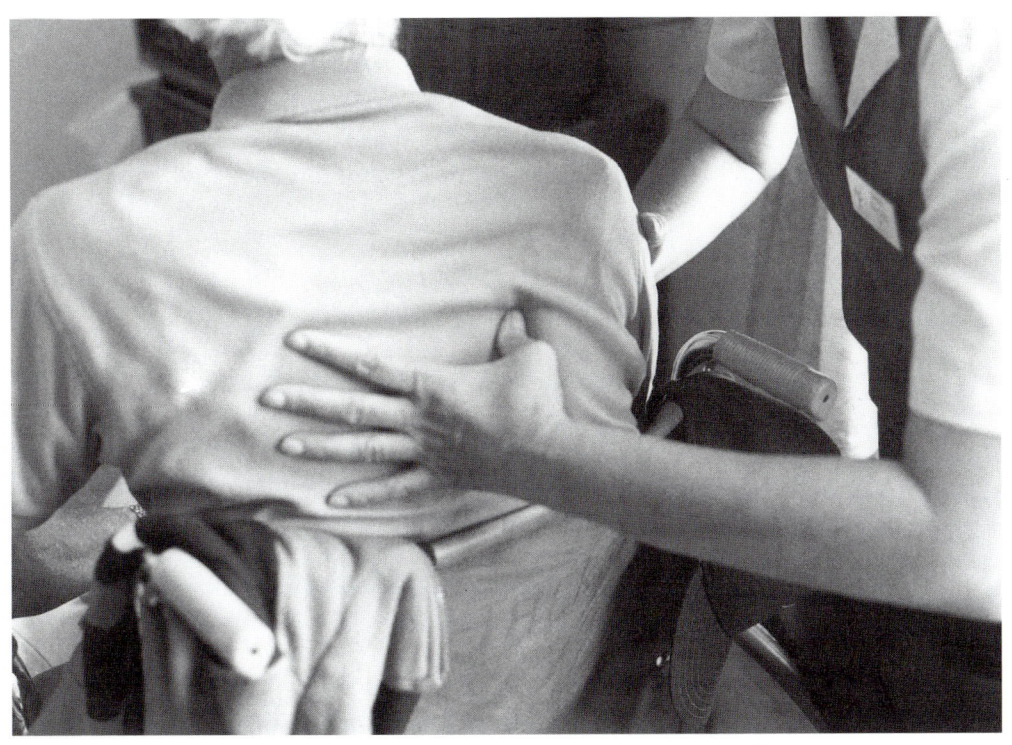

Druckmassage mit Daumen über der Kleidung

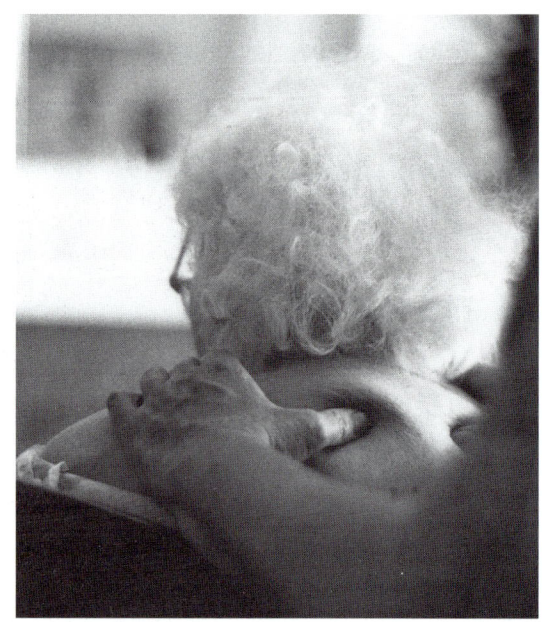

Druckmassage mit Daumen auf der Haut

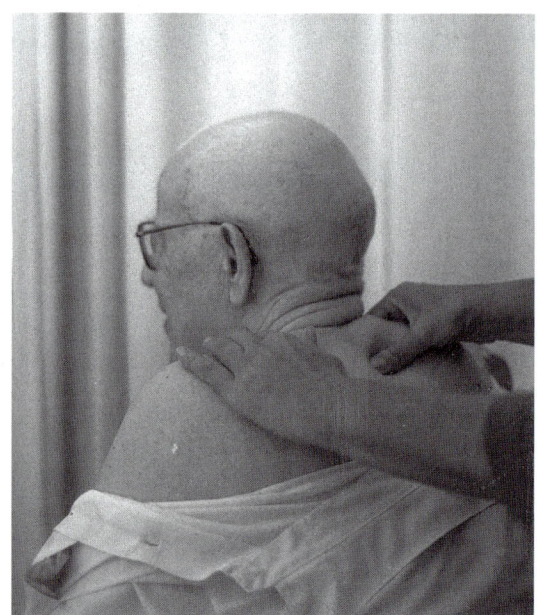

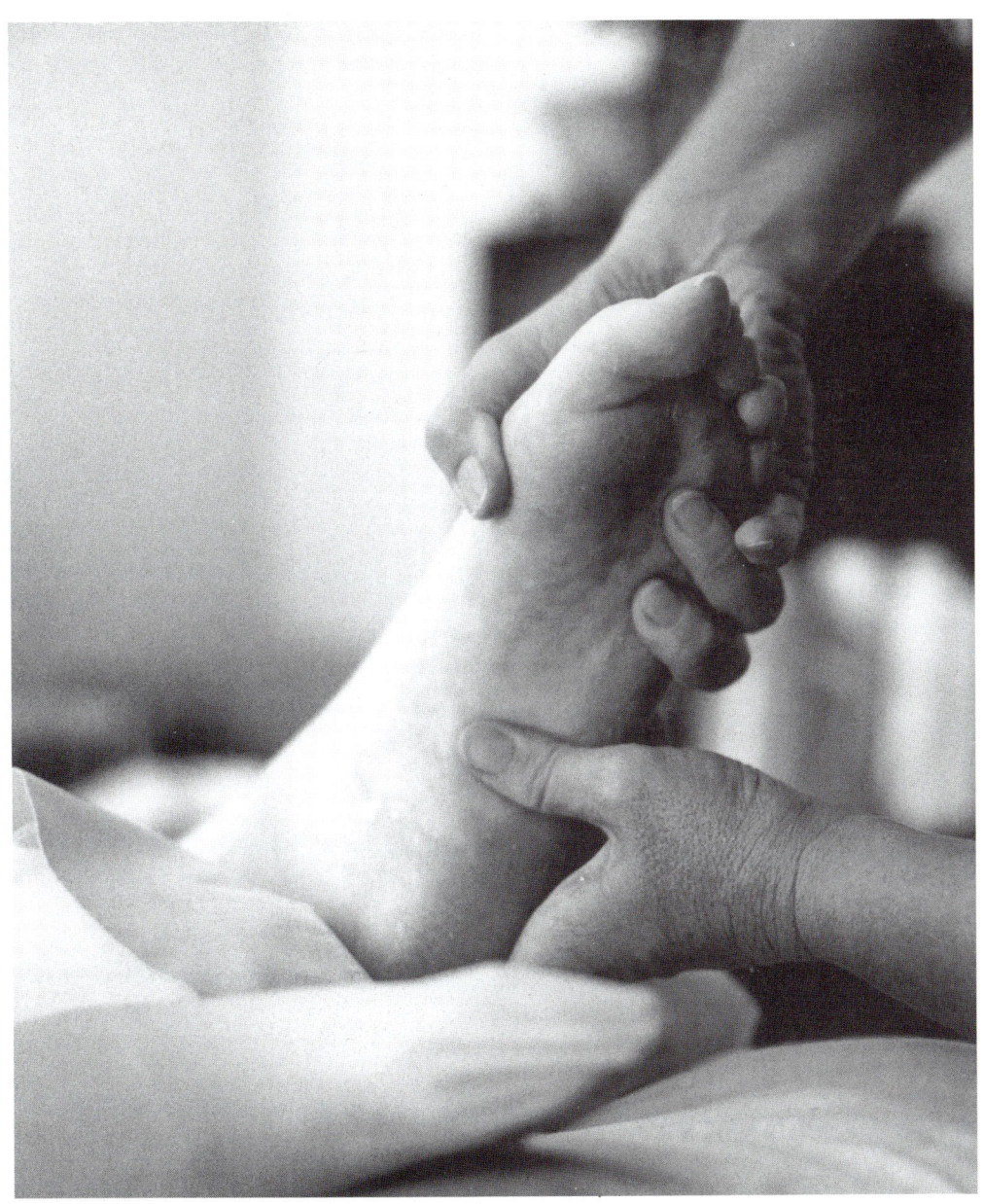

Druckmassage am Fußgewölbe

Druckmassage kann mit Lotion oder Öl ausgeführt werden, dann gleiten Daumen oder Finger einfach von einem Fleck zum nächsten, ohne daß man sie aufhebt, so daß der Druck sich gleichmäßig verteilt. Die Daumen können dabei wieder zugleich den Rücken hinunterwandern oder abwechselnd auf einer Seite des Rückens entlanggleiten – mit oder ohne Öl.

Das *Drücken* wird meist mit beiden Händen an den Extremitäten wie Beinen oder Armen ausgeführt. Das heißt: Die Hände, die an diesem Körperteil arbeiten, öffnen und schließen sich abwechselnd. Der Druck kann leicht oder fest sein, man kann, wie bereits erwähnt, am bekleideten Menschen arbeiten, sogar am zugedeckten, aber auch direkt auf der bloßen Haut.

Das *Befeuchten* verbindet man meist mit streichenden Bewegungen auf der Haut, und zwar aus zweierlei Gründen: Zum einen trägt man Lotion vorab auf, um die Haut anzufeuchten und das Trockenheitsgefühl zu lindern, zum anderen verwendet man Lotion oder Öl, damit die Reibung während der Massage vermindert wird. Die verschiedenen Öle und Lotionen sowie die passenden Behältnisse dafür haben wir bereits in Kapitel 4 besprochen.

Wenn Sie Lotion oder Öl auftragen, geben Sie ein wenig davon in Ihre Handfläche und verreiben es, bevor Sie den Körper des anderen Menschen berühren. Auf diese Weise wird das Öl oder die Lotion angewärmt (Lotionen brauchen dabei meist länger als Öle), und auch Ihre Hände werden wärmer. Vermeiden Sie es, irgendein Gleitmittel direkt aufzutragen. Die Kontaktaufnahme mit den Händen ist direkter, intimer und angenehmer.

Ein fiebernder Körper kann eine weiche, kühlende Lotion als angenehm erfrischend empfinden. Dagegen fühlt sich kaltes Öl auf der Haut meist nicht sehr angenehm an. Ist Ihr Öl also kalt, wärmen Sie es in der zuvor beschriebenen Weise an oder so, wie es in Kapitel 4 erklärt wurde. Benutzen Sie Öl (oder eine Mischung aus Öl und Lotion) hauptsächlich für lange Massagestriche auf Armen, Beinen oder am Rücken. Bewahren Sie die Flasche in der Nähe (in der Schürze, im Kittel oder Massagegurt oder auf einem Tisch auf), damit Sie jederzeit danach greifen können, wenn Sie mehr Gleitmittel brauchen. Benutzen Sie Lotion, können Sie ein wenig auf Ihren Unterarm spritzen, so daß Sie nicht erst jemanden loslassen müssen, wenn Sie Nachschub brauchen. Es gibt Haut, die sehr schnell Flüssigkeiten aufnimmt, und andere Hauttypen wiederum brauchen gar nicht viel. Benutzen Sie genügend Flüssigkeit, damit Ihre Hände leicht und geschmeidig in dem massierten Körpergebiet auf- und abgleiten können. Befeuchten Sie die Hände oder die Füße einer anderen Person mit einer

Lotion genauso, wie Sie es bei sich selbst machen würden; bestreichen Sie die ganze Fläche, indem Sie Handfläche und Finger beider Hände benutzen. Vergessen Sie nicht die Stellen zwischen den Fingern und den Zehen. Sie können einen natürlichen Übergang vom Befeuchten zum Massieren schaffen, wenn die Person dafür offen ist. Befeuchten Sie beispielsweise einen Fuß, läßt sich damit beginnen, daß Sie mit beiden Händen den Mittelteil des Fußes sanft drücken oder die Ferse mit einer Hand umfassen. Üben Sie ein wenig Druck aus, streichen Sie kurz auf und ab oder massieren Sie mit Fingern oder Daumen kreisförmig das Fußgewölbe. Wandern Sie das Bein hinauf bis zum Knie, tragen Sie Öl oder Lotion auf, wenn Sie Aufwärtsstriche machen, und legen Sie dann beide Hände um das Bein, so daß Sie an der Rückseite des Beines hinuntergleiten und sanften Druck auf die Wadenmuskeln ausüben können. Beim Knöchel angelangt, läßt sich diese Streichbewegung wiederholen und falls nötig, kann mehr Öl oder Lotion auftragen werden – oder Sie gehen zum Fuß hinunter, wobei eine Hand oben liegt und die andere unten. Gleichermaßen können Sie beim Befeuchten einer Hand verfahren: Sie gehen den Unterarm mit kurzen Strichen hinauf, und wenn die Person dafür offen ist, fahren Sie fort mit abwechselndem Befeuchten und Massieren des ganzen Arms. Halten Sie das Handgelenk des Betreffenden sicher in einer Hand, während Sie mit Ihrer anderen Hand der Form des Arms nachgleiten und sanft den Arm bis zur Schulter hinaufmassieren, dabei um die Schulter kreisen und über die Unterseite des Arms zur Hand zurückkehren. Dann können Sie das Handgelenk mit Ihrer anderen Hand umfassen und mit der freien Hand an der Innenseite des Arms hinaufgleiten und wieder zurück.

Muß der Mensch, den Sie entweder zu Hause oder im Krankenhaus aufsuchen, liegen, dann können Sie Ihren Stuhl an die Seite des Bettes stellen oder am Fußende stehen oder sitzen, um Füße und Beine zu massieren. Falls das Bett Räder hat und sich leicht bewegen läßt, können Sie auch oben stehen, während Sie an Kopf, Gesicht, Nacken und Schultern arbeiten.

Vergessen Sie nicht, daß Spitalbetten sich verstellen lassen! So haben Sie mehr Möglichkeiten und können bequemer arbeiten. Läßt sich die Höhe des Bettes nicht verstellen, oder haben Sie das Gefühl, daß diese Bewegung (und das damit verbundene Geräusch) den Patienten zu sehr stört, dann müssen Sie die Höhe auf Ihrem Stuhl mit Decken oder Kissen regulieren, sich vielleicht sogar aufs Bett setzen oder knien oder was auch immer am besten paßt!

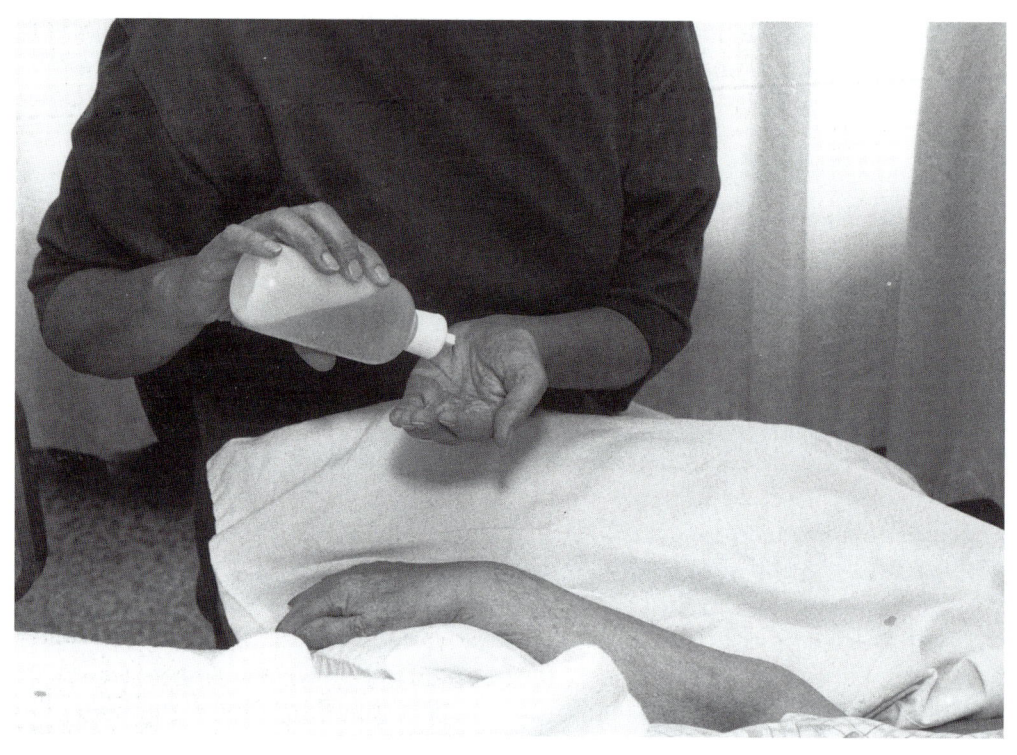

Das Gleitmittel in die Hand geben

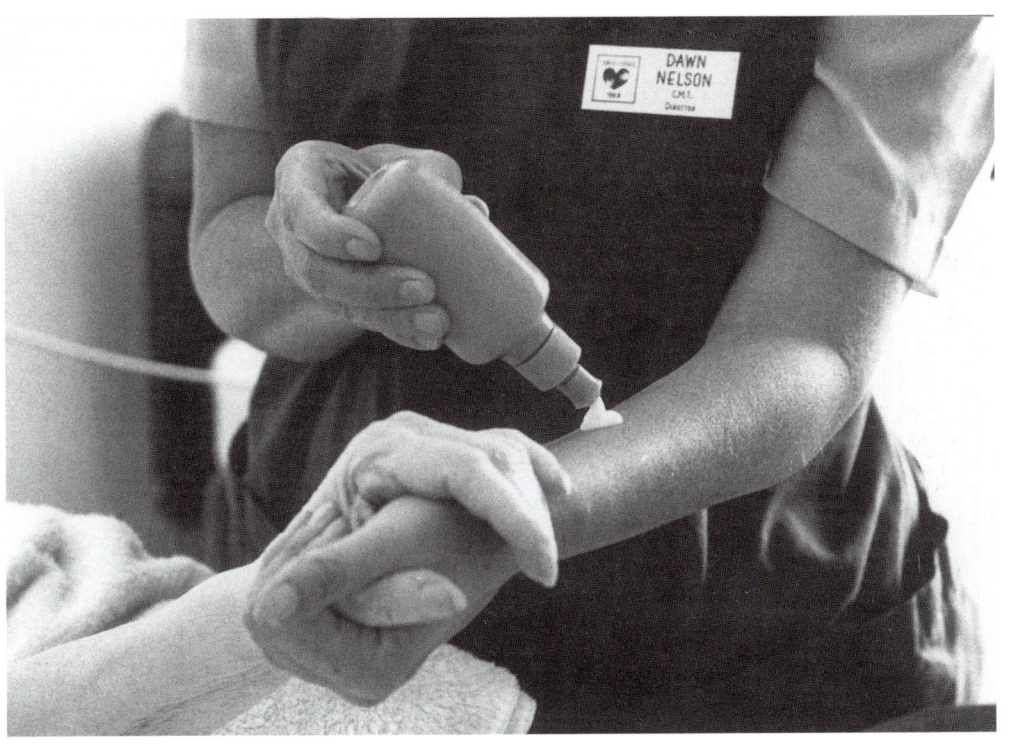

Die Lotion auf den Unterarm geben

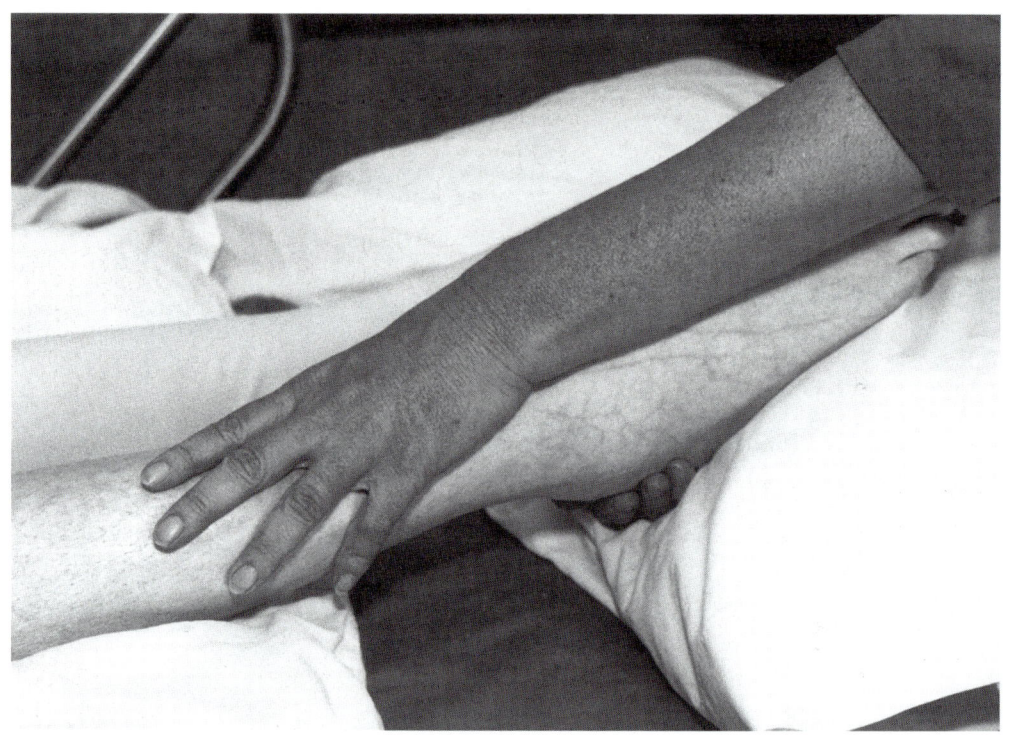

Beim Befeuchten und Streichen den Knöchel sicher halten

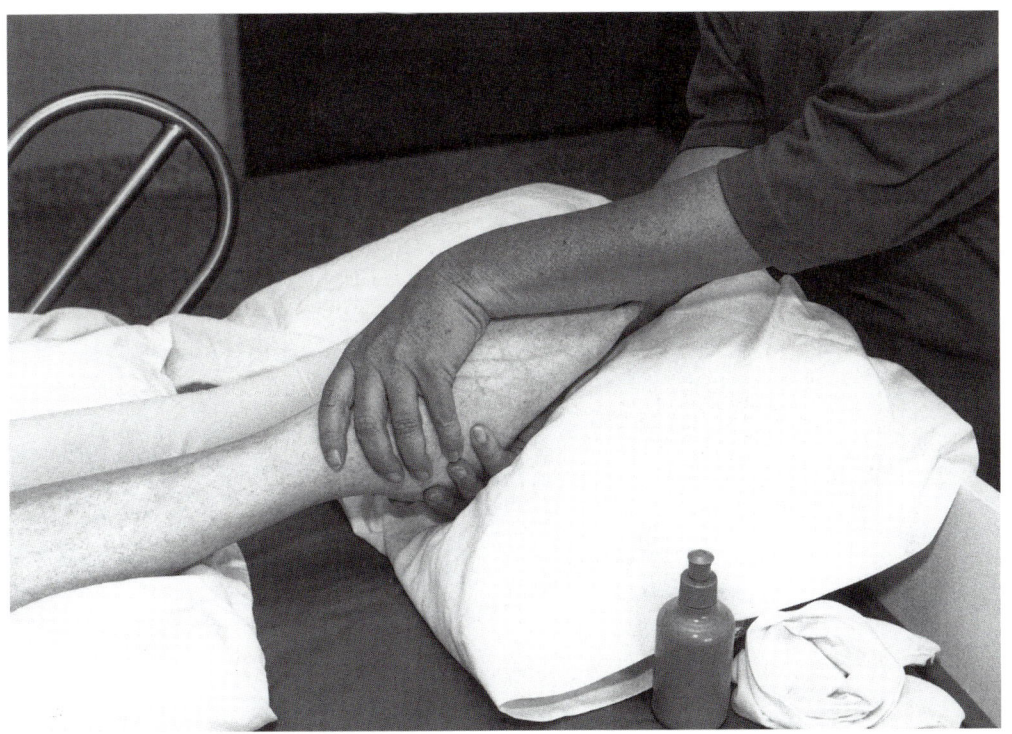

Das Befeuchten und Streichen am Fuß fortsetzen

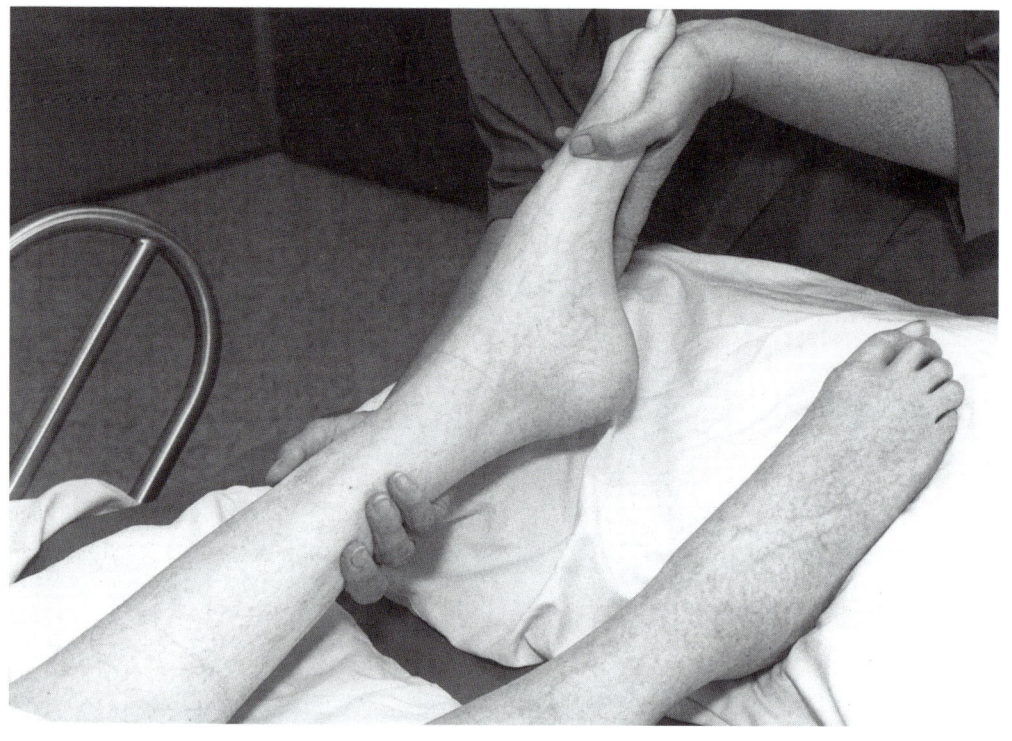

Kombination von sanftem Druck/Zusammenpressen und Befeuchten der Wade

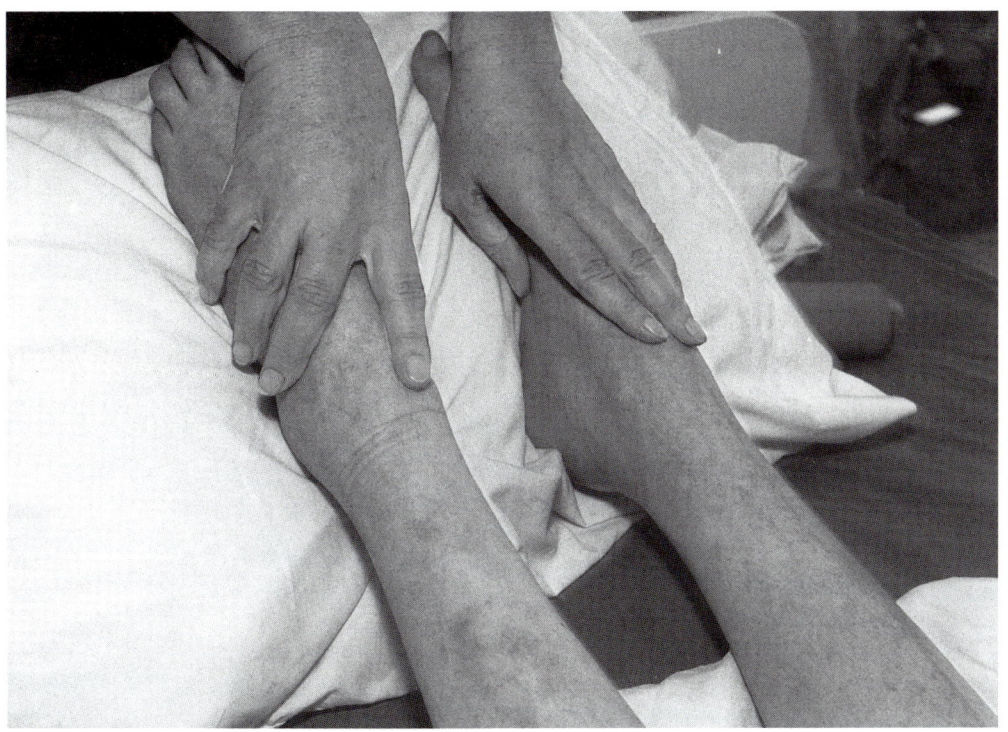

Beide Füße befeuchten und streichen

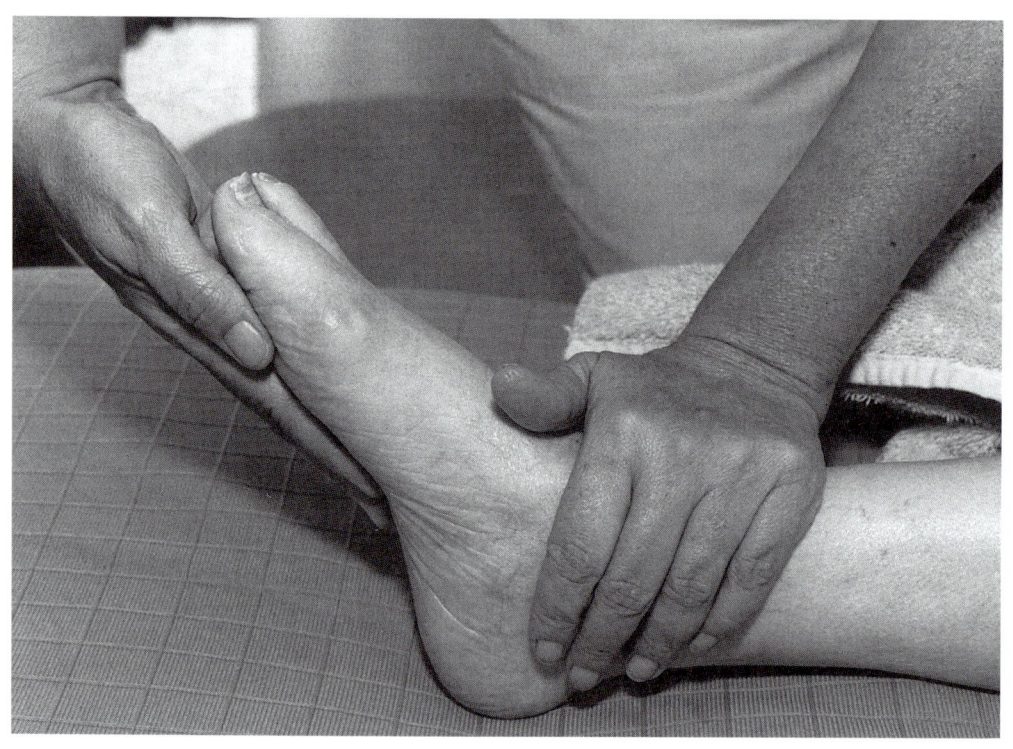

Einzelarbeit am Fuß

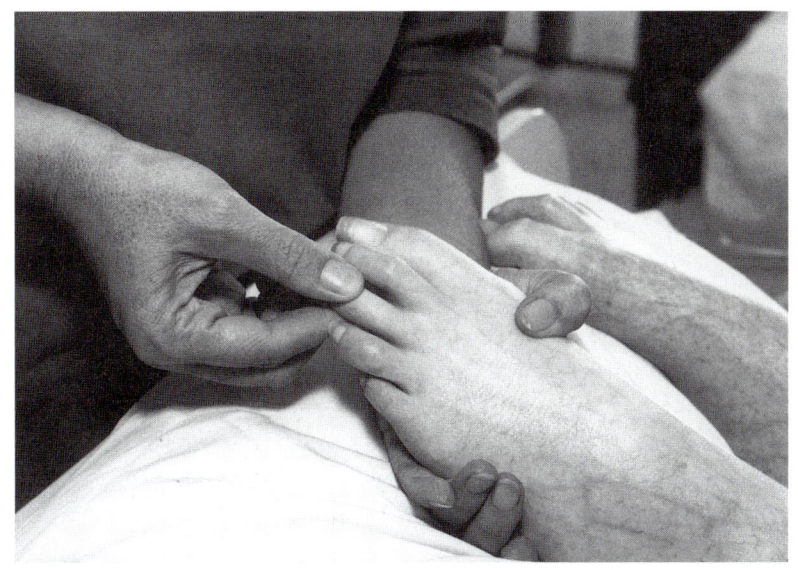

Jede Zehe massieren

Zehenzwischenräume behandeln

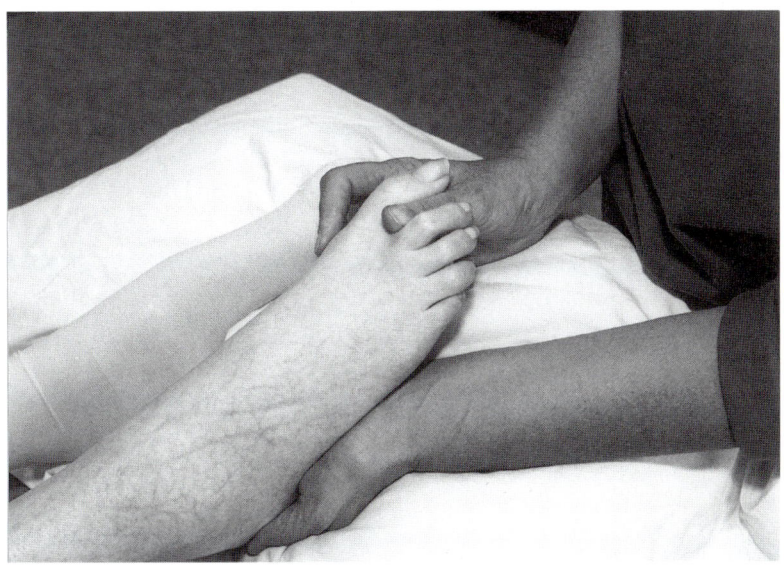

Welche Technik Sie auch wählen – arbeiten Sie stets auf beiden Seiten des Körpers, so daß die behandelte Person sich im Gleichgewicht fühlt und Ihre Aufmerksamkeit ganz und gar erhält. Und dies bezieht sich eben auch auf die körperliche Stimulation und das Körpergefühl, das Ihre Berührung ausgelöst hat. Das gilt selbst dann, wenn eine Seite des Körpers gefühllos ist. Fehlt ein Bein oder ein Arm, dann massieren Sie auf jeden Fall auch die Stümpfe.

Eine Dame, mit der ich ungefähr sechs Monate arbeitete, hatte neben anderen Problemen nach einem Schlaganfall eingeschränkte Bewegungsfreiheit im rechten Arm. Am Anfang wollte sie während der gesamten Dauer unserer Sitzung nur ihren »schlechten« Arm massiert haben, obgleich ich ihr anbot, auch an ihren anderen Extremitäten zu arbeiten. Schließlich fand ich heraus, daß sie glaubte, Massage könne das Gefühl in ihren Arm zurückbringen. Sie beklagte sich häufig, ich käme nicht oft genug und verbrächte nicht genügend Zeit mit ihr (weil sie, wie ich dann erkannte, glaubte, daß ihr Körper um so schneller wieder »normal« würde, je öfter ich ihren Arm massierte). Sie sagte, sie hänge vollkommen von mir ab und ginge zu keiner anderen Körpertherapie (was gestimmt haben kann oder auch nicht).

Eines Tages bot ich dieser Dame an, mehr Zeit mit ihr zu verbringen und überredete sie, mich versuchen zu lassen, ihren anderen Arm und ihre Beine zu massieren. Ich gab zu erkennen, daß ich ihre Verzweiflung darüber sah, ihren physischen Körper nicht mehr ganz kontrollieren zu können. Ich ließ sie wissen, daß Massage allein ihre Lähmung nicht heilen könne, erzählte ihr jedoch einiges von den Wohltaten, die ihr unsere Sitzung mit ihrer Unterstützung geben könne. Daraufhin bemerkte ich, daß sie entspannter schien und mich bereitwilliger zur Arbeit mit anderen davonziehen ließ, nachdem ich beide Seiten ihres Körpers massiert hatte – ich erkannte die Realität ihrer Situation und war ihr gegenüber ehrlich, was unsere gemeinsame Zeit bewerkstelligen könne und was nicht. Ich hoffe, ich kann mit dieser Dame weiter daran arbeiten, ihr körperliches und geistiges Befinden ins Gleichgewicht zu bringen, so daß sich ein Weg öffnet, der ihrer Therapie Fortschritte ermöglicht.

Aktives Halten

Eine Krebspatientin, die ich bereits seit Wochen besuchte, verlor in weiten Teilen ihres Körpers nach und nach das Gefühl. Ich fuhr damit fort, ihre Haut zu befeuchten und massierte tiefer den Arm und die Hand, in denen sie noch etwas fühlte. Eines Tages, als ich nicht mehr wußte, was ich noch tun könnte, um ihr zu helfen, hörte ich auf, meine Hände zu bewegen und ließ sie einfach auf ihrem Arm ruhen. Während ich neben ihr saß und in Körperkontakt blieb, fühlte ich unsere Verbindung, als sie mich überraschend fragte: »Was tun Sie, wenn Sie sich erst bewegen und dann einfach so aufhören?« Da ich jedoch nicht versucht hatte, irgend etwas zu »tun«, antwortete ich, daß ich einfach nur »in Kontakt« mit ihr blieb. Sie sagte: »Nun, das beruhigt sehr.« Diese Reaktion war eine gute Erinnerung daran, daß Menschen sehr wohl einen Unterschied zwischen bewußtem physischem Kontakt und einfacher, unsystematischer Berührung wahrnehmen.

Es wird Zeiten geben, da ist auf der körperlichen Ebene das Mitfühlendste, was man für jemand anderen tun kann, etwas, das man am besten »aufmerksame Berührung« nennt. Der Körper eines Menschen kann vielleicht zu empfindlich oder zu sehr traumatisiert sein, als daß man irgend etwas anderes als die sanfteste Berührung oder Bewegung ausführen kann. Manchmal haben sich Menschen, die dem Tod nahe sind, bereits vom Körper gelöst, und es wäre dann unangemessen, etwas anderes zu tun, als nur die Hand zu halten oder einen ähnlichen, sehr sanften Kontakt auf der physischen Ebene herzustellen. Es genügt in diesen Momenten die leichteste Berührung mit einer Fingerspitze oder zweien oben auf dem Kopf oder an den Fußsohlen; es kann auch Ihre Hand sein, die sich über der Bettdecke sanft um ein Hand- oder Fußgelenk schließt. Wichtig ist, sich der physischen Verbindung bewußt zu sein.

Während Sie aktiv und aufmerksam den Kontakt herstellen, sollten Sie sich nicht nur auf den physischen Körper konzentrieren, sondern auf den Menschen, dessen Körper Sie berühren. Denken Sie daran, daß Sie ihn durch diese physische Berührung erreichen können. Jemandes Hand zwischen die eigenen Hände zu nehmen und dabei ganz bewußt zu sein, ist eine angemessene, Sicherheit gebende und beruhigende Form des Kontakts. Es ist eine gute Möglichkeit, eine Sitzung heilsamer Berührung zu beginnen. Durch das Handhalten erfahren Sie eine ganze

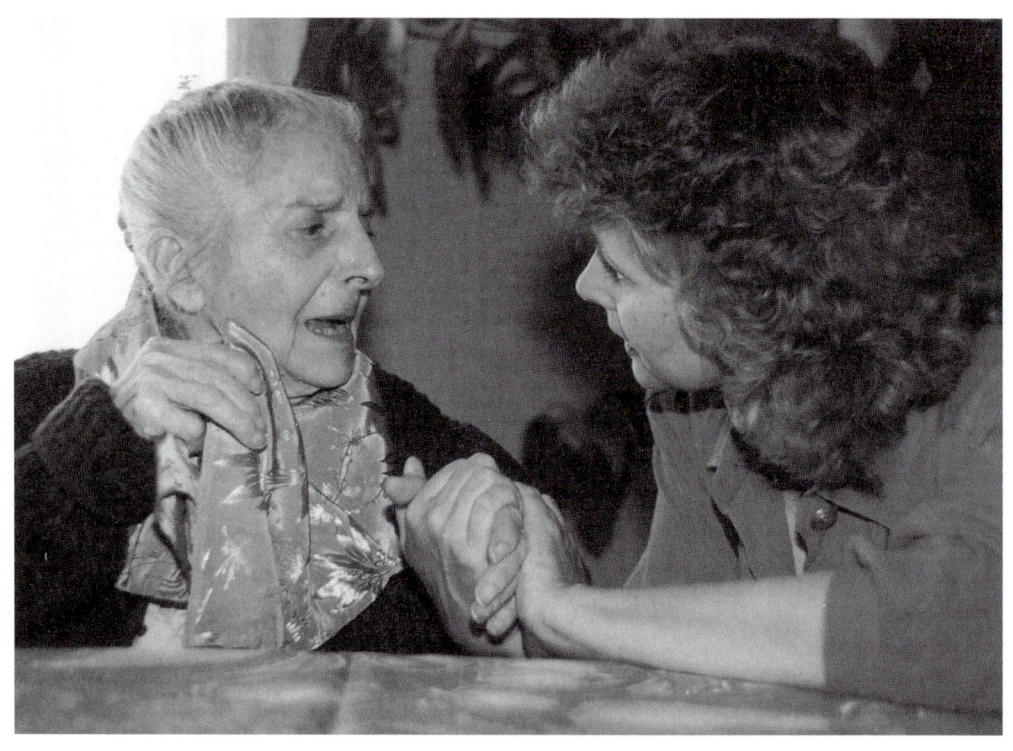

Aktives Halten und Interaktion

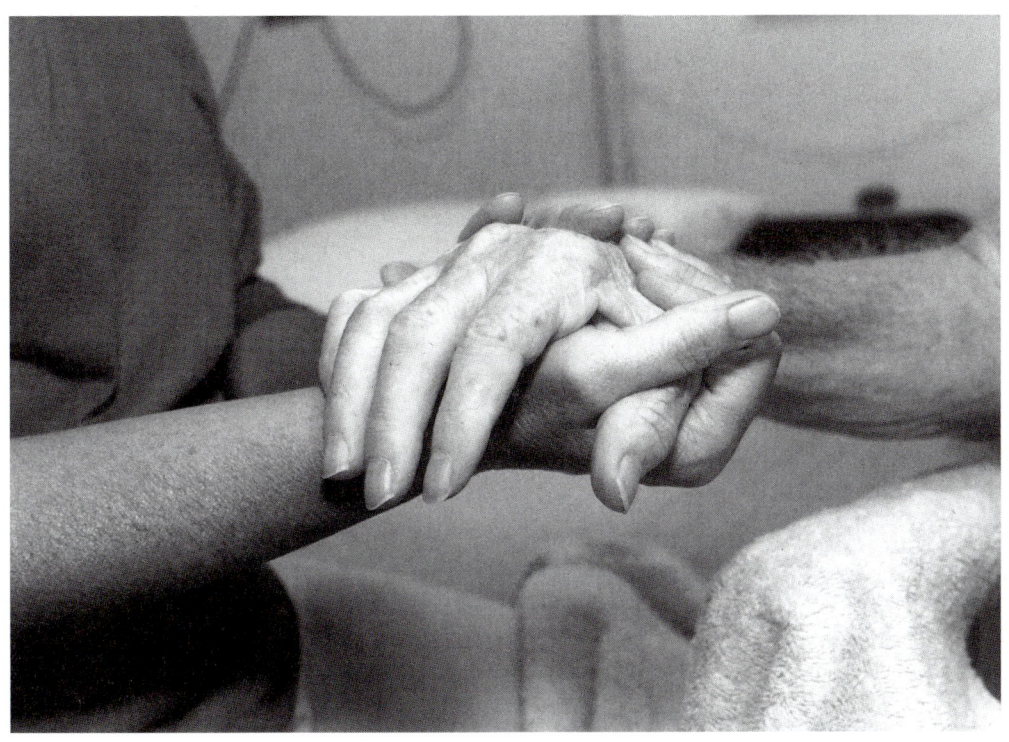

Eine Sitzung beenden

Menge über die körperliche Verfassung dieses Menschen. Sie können die Stärke feststellen und die Energie wahrnehmen, je nachdem, wie diese andere Person Ihren Händedruck erwidert. Die Hauttemperatur gibt Aufschluß darüber, wie gut das Blut zirkuliert und wie aktiv dieser Mensch ist. Durch diese Anfangsberührung lassen sich Informationen aufnehmen, die für den weiteren Verlauf der Sitzung hilfreich sein werden.

Aktiv eine oder beide Hände einer Person zu halten, kann auch ein guter Weg sein, die Sitzung heilsamer Berührung abzuschließen. Wenn Sie die Sitzung mit den Händen begonnen haben, kann nach der Massage anderer Körperteile dieses Zurückkehren ein Gefühl der Abrundung und Vollendung bringen. War Ihre Interaktion verbal und physisch, ist ein ruhiges, stilles Zusammensitzen mit ineinander gelegten Händen möglicherweise für beide beruhigend und erholsam. Es wird auch Zeiten geben, wo das Halten der Hand zwischen Ihren Händen die ganze Sitzung ausmachen wird. Der Mensch, mit dem Sie arbeiten, wird sowohl von Ihrer physischen Verbindung wie auch von Ihrer Aufmerksamkeit und Präsenz profitieren. Denn die liebevoll zärtliche Berührung der menschlichen Hand kann eine starke, nonverbale Form der Kommunikation sein. Und es gibt Zeiten, da ist diese Berührung wirkungsvoller als alle Worte, die man sagen könnte.

Die erste Patientin, die man mir als freiwillige Hospizhelferin anvertraute, war eine krebskranke Frau. Man hatte mir gesagt, daß sie wahrscheinlich nur noch wenige Tage zu leben habe. Ihre Haut wirkte blaß und durchscheinend, und ihre Augen im mageren Gesicht waren groß und schön. Sie sprach wenig, deutete aber an, daß sie die sanfte Fußmassage, die ich ihr gab, freudig aufnahm. Ich befeuchtete auch ihre Arme und Hände mit einer Lotion. Als ich nach einigen Tagen wiederkam und sie fragte, ob sie wieder eine Fußmassage wünsche, sagte sie kaum hörbar: »Lassen wir's heute ausfallen?« So setzte ich mich neben ihr Bett, während ihr Mann ein paar Besorgungen machte, und nahm ihre Hand zwischen meine Hände. In dieser heiligen Stille blieben wir ungefähr zwanzig Minuten sitzen. Ich war mit meiner Aufmerksamkeit bei ihr, wenn sie die Augen schloß und auch, wenn sie sich blinzelnd öffneten. Ich erwiderte einfach ihren Blick und fuhr fort, ihre Hand zu halten und blieb dabei ganz im Bewußtsein unseres Körperkontakts, wobei ich auch eine tiefere Verbindung zwischen uns beiden spüren konnte.

Selbst diejenigen, die gern massiert und gestreichelt werden, können bei fortschreitender Krankheit durch Veränderungen ihrer körperlichen und geistigen Verfassung möglicherweise die Freude an der Berührung verlieren. In solch einem Fall müssen Sie fähig sein, Ihre Berührung danach auszurichten und auf eine Weise physisch präsent bleiben, daß es diesem Menschen angenehm ist und er sich unterstützt fühlt. Sie können versuchen, eine Hand auf seinen Kopf zu legen und die andere auf sein Herz, oder Sie nehmen den Kopf ganz sanft zwischen beide Hände, oder Sie halten eine Hand dieses Menschen und berühren mit der anderen Hand Brust oder Bauch.

Es können Zeiten kommen, wo selbst die sensibelste Massage zuviel oder sogar die sanfteste Berührung beinahe unerträglich wird, auch wenn Sie vorher in dieser Weise mit jemandem arbeiten konnten. Wenn jegliche Art von Körperkontakt unmöglich geworden ist, können Sie immer noch das aufrechterhalten, was ich »psychische Berührung« nennen möchte. Mit anderen Worten, Sie können mit einem geliebten Menschen, einem Patienten, einer Klientin geistig verbunden bleiben, während Sie körperlich in der Nähe sind und all Ihre Sinne aufmerksam auf den Körper und jenes Wesen richten, bei dem Sie sich befinden. Auf irgendeiner Ebene wird dieser Mensch Ihre physische und geistige Anwesenheit spüren. Ihre bewußte Aufmerksamkeit kann dem anderen Trost und Unterstützung spenden, so daß er sich weniger einsam und allein fühlt.

Aufmerksame Berührung läßt sich auch sehr effektiv bei anderen Körperteilen, wie den Schultern, anwenden: Sie können sich beispielsweise hinter einen Menschen stellen, der im Rollstuhl sitzt, und beide Hände oben auf die Schultern legen, so daß Ihre Finger ein wenig vorn über die Schulter ragen. Auf diese Weise drücken Sie die Schultern nicht herunter, sondern legen nur bewußt und aufmerksam Ihre Hände auf.

Wenn Sie diese oder eine andere Technik der aufmerksamen Berührung anwenden, achten Sie auf die Energie, die durch Ihre Hände ausströmt. Bleiben Sie in der Gegenwart des Menschen, dessen Körper Sie berühren, und nehmen Sie ganz wach den energetischen Kontakt wahr, den Ihre Berührung hervorruft. In dieser Art Kontakt können Sie so lange verweilen, wie Sie möchten. Wenn es an der Zeit scheint, unterbrechen Sie den Kontakt, indem Sie Ihre Hände langsam vom Körper des anderen wegnehmen. Lassen Sie die Wirkung des Kontakts noch nachklingen, bevor Sie mit dieser oder einer anderen Technik fortfahren. Sie können mit solch einer Berührung auch auf den Schultern beginnen, um damit den Auftakt für die Massage von Nacken, Schultern und oberem Rücken zu geben.

Dazu fällt mir ein, wie ich meine Hände einmal auf die Schultern einer 97jährigen Bewohnerin eines Pflegeheims legte. Die alte Dame in ihrem Rollstuhl war mir als sehr lebendig und redselig, aber schwerhörig vorgestellt worden. Als ich Sie kennenlernte, hatte sie noch nie in ihrem Leben irgendeine Form von Massage erhalten, doch sie war offen für diese neue Erfahrung. Als ich hinter ihrem Rollstuhl stand und meine Hände Kontakt mit ihrem Körper aufnahmen, spürte ich, wie sie die Schultern fallen ließ und sich – ausgelöst durch den Kontakt – im ganzen Körper entspannte. Im späteren Verlauf der ersten Sitzung freute sich diese Dame beinahe kindlich, als ich ihre Hände und Finger massierte. Sie hatte so großes Vergnügen am Berührtwerden, daß wir unsere Sitzungen bis zu ihrem Tod im 98. Jahr ihres Lebens fortsetzten.

Der Druck, den Sie mit aufmerksamer Berührung ausüben, kann von der leichtesten Kontaktaufnahme bis hin zu einem relativ festen Halten oder Umschließen reichen. All das hängt ganz vom Zustand des Menschen ab, den Sie berühren, von Ihrem intuitiven Gespür für das Passende und dem Feedback, das Sie erhalten. Sind Sie unsicher über die Stärke des Drucks und kann sich der andere durch Sprache oder anderweitig ausdrücken, so können Sie auch direkt fragen: »Ist das für Sie zuviel?« oder »Hätten Sie an dieser Stelle gern mehr Druck?«

Wenn Sie jemals von einer Grippe erwischt wurden, erinnern Sie sich vielleicht daran, wie es sich anfühlt, mit einem fiebrigen, schmerzenden und schwachen Körper im Bett zu liegen. Da kann es sein, daß selbst die Lageveränderung im Bett mehr Kraft erfordert, als Sie im Moment zur Verfügung haben. Stellen Sie sich diesen Zustand über Wochen oder Monate hinaus vor! Massage kann wohltuend entspannen, wenn Muskeln durch Krankheit und Nichtgebrauch schmerzen, dennoch ist mitunter die Bewegung bei bestimmten Techniken zuviel des Guten. Als wohltuende Aufmerksamkeit dagegen kann es von der geschwächten Person empfunden werden, wenn Sie für sie beispielsweise das Bein anheben und in eine neue Lage bringen.

Heben Sie irgendeinen Körperteil an, so achten Sie darauf, daß Sie genügend Aufmerksamkeit und Unterstützung damit verbinden, so daß der behandelte Mensch sich sicher fühlen kann. Beim Heben des Beines beispielsweise legen Sie am besten eine Hand unter die Ferse oder um den Mittelteil des Fußes und die andere Hand um die Wade. Heben Sie das Bein ein paar Zentimeter an, und lassen Sie es einen Moment dort, bevor Sie es zurück aufs Bett legen – eventuell ein wenig rechts oder links neben der ursprünglichen Lage.

Legt man ein kleines Kissen unter Ferse oder Fuß oder ein zusammengerolltes Handtuch unter den Knöchel, so läßt sich dadurch das Bein ein klein wenig anheben, wenn ein bettlägeriger Patient zu schwach ist, sich selbst zu bewegen. Ein Kopfkissen unter den Knien kann den Kreislauf verbessern und die unteren Rückenmuskeln entspannen. Einen gestreckten Arm beugen und die Hand aufs Herz legen, verändert ebenfalls die Lage und wird von den Betreffenden oft als angenehm empfunden. Wenn man den Kopf leicht anhebt und eine Nackenrolle unterschiebt oder den Kopf einfach nur hält, während man die Kissen etwas aufschüttelt, schenkt man der geschwächten Person einen Moment aufmerksamer Berührung und bewegt die Nackenmuskulatur, so daß sie nicht »einfriert«. Auch die Schulter läßt sich in der Rückenlage sanft anheben. Eine solche Bewegung kann sanft und langsam mehrmals mit jeder Schulter wiederholt werden. Während man die Schulter anhebt, ziehen die Fingerspitzen kleine Kreise oder drücken sanft den oberen Rücken. Falls Sie direkt auf der Haut arbeiten, können Sie mit etwas Öl oder Lotion einen großen Massagestrich auf der Haut ziehen. Dabei lassen Sie die Hand so lange unter dem oberen Rücken, bis Sie die Schulter wieder abgelegt haben und ziehen erst dann die Hand sanft zurück.

Jeder Körperteil, der Bewegung aushält, kann einige Momente lang mehrmals aus der ursprünglichen Lage gehoben und wieder gesenkt werden, so daß die Haut die Möglichkeit hat, sich zu erholen, das Körperbewußtsein erhöht und der Kreislauf verbessert werden. Sanftes Dehnen oder Ziehen an Arm oder Bein fühlt sich ebenfalls oft recht gut an, und diese Technik läßt sich leicht mit Heben und/oder Lageveränderungen verbinden.

Übungen für den *Bewegungsradius* können sehr gut als zusätzliche Technik in Sitzungen heilsamer Berührung eingebaut werden. Diese Technik eignet sich besonders für Patienten, die nach einem Schlaganfall oder einer Verletzung oder nach langer Krankheit wieder die Kontrolle über ihre Gliedmaßen erlangen wollen.

Im allgemeinen verbessert die Konzentration auf bestimmte Körperteile das Körperbewußtsein. Sind die Betroffenen zu schwach, sich selbst zu bewegen, vermittelt das Bewegen der Gliedmaßen eine milde Übung, die den Kreislauf verbessern und das Gehirn stimulieren kann. Salopp ausgedrückt, »schmiert es gewissermaßen die Gelenke«, so daß sie nicht rosten. Wenn man Menschen bei der Erweiterung ihres Bewegungsradius helfen will, beginnt man am besten sehr langsam und steigert die Bewegung allmählich. Kann jemand die Bewegung selbst initiieren, so ermuntern Sie ihn oder sie auf jeden Fall dazu. Dadurch wird das Gespür für die Selbstkontrolle gestärkt, und es entwickelt sich ein Gefühl für Fortschritte, Ziele und den eigenen Körper.

Der Bewegungsradius kann durch kreisförmige, lineare oder laterale Bewegungen erkundet werden – also bei allen Gelenken, die den Rumpf mit den Extremitäten verbinden, wie bei Fingern, Handgelenken, Vorderarm, Fußgelenk, Armen und Beinen. Hat jemand längere Zeit keine Bewegung mehr gehabt, wird sich der Bewegungsradius auf diese Weise ganz allmählich erweitern. Positives Feedback und Ermunterungen sind wichtig.

Zuhören und rückmelden

Eine entscheidende Komponente einer Sitzung heilsamer Berührung ist oft das Zuhören. In Krisenzeiten oder wenn jemand sich einsam, allein oder verlassen fühlt, ist das Bedürfnis zu sprechen groß, und man ist dankbar, wenn jemand sich Zeit nimmt, zuzuhören!

Aktives Zuhören bedeutet Fähigkeit zur Kommunikation, die zur hochgeschätzten Kunst wird, wenn sie bewußt ausgeführt wird. Aktiv zuhören heißt:

- Wach bleiben

- Aufmerksam im Augenblick präsent sein

- Dem anderen gegenüber offen bleiben

- Am Aufnehmen der dargebotenen Kommunikation interessiert sein

- So gut wie es geht verstehen

- Das Mitgeteilte weder zu bewerten noch zu beurteilen

- Unterbrechungen und Ablenkungen zu widerstehen

- Um Klärung bitten, damit keine Mißverständnisse entstehen

- Anzuerkennen, daß Kommunikation stattfindet

Die Fähigkeit, ohne Unterbrechung oder Kommentar wirklich zuzuhören, die Fähigkeit, tatsächlich aufzunehmen, was andere mitteilen wollen, ist ganz für sich allein genommen eine bedeutungs- und machtvolle Technik.

Zur Kommunikation, die sich aus aktivem Zuhören ergeben kann, gehört das spiegelnde Feedback: Dabei handelt es sich um eine Kommunikation, die dem, der gesprochen hat, widerspiegelt, was er als Zuhörender tatsächlich verstanden und gehört hat. Es geht nicht darum, die genauen Worte zu wiederholen, sondern das eigene Verstehen zu testen, indem man dem Kommunikator mit eigenen Worten das wiedergibt, was man gehört hat. Ein spiegelndes Feedback ist ein ausgezeichneter Weg, um Mißverständnisse und Probleme, die in Beziehungen auftauchen können, zu vermeiden.

Interpretierendes Feedback geht noch einen Schritt weiter: Dabei interpretieren Sie als Zuhörender, was die andere Person Ihnen mitgeteilt hat. Beispielsweise kann sich jemand lauthals beklagen: »Das Essen ist nie heiß«; »Immer lassen sie mich warten«; »Sie zwingen mich zu baden«. Ihre Antwort auf die letztgenannte Aussage kann dann sein: »Sie wollen nicht baden« oder: »Es muß schwer sein, das eigene Leben so wenig kontrollieren zu können.« Die eine Antwort spiegelt, und die andere interpretiert. Die erste Antwort ist eine Anerkennung in dem Sinn, daß Sie die Botschaft empfangen haben und verstehen, was die Person mitteilen möchte. Die zweite Antwort erkennt auf einer tieferen Ebene an, was dieser Mensch übermitteln möchte, was diese Person hinter den gesprochenen Worten spürt. Durch interpretierendes Feedback geben Sie dem Menschen eine Chance, sich den eigenen tieferen Gefühlen zu öffnen und sie auszudrücken.

Wenn ich mit Todkranken arbeitete, ist es mehr als einmal passiert, daß man mich gefragt hat, ob ich nicht etwas geben könne, was den Tod beschleunige. Statt nun eine Diskussion über philosophische, moralische oder rechtliche Zusammenhänge einer solchen Bitte anzuzetteln, habe ich versucht, nicht nur die Worte, sondern auch die dahintersteckenden Gefühle anzuerkennen. In einem Fall gab ich zur Antwort: »Haben Sie das Gefühl, daß Sie jetzt zum Sterben bereit sind?« Dies als Beispiel eines interpretierenden Feedbacks.

Vermeiden Sie auf jeden Fall eine Bewertung, Beurteilung oder Kommentierung dessen, was ein geliebter Mensch oder jemand, mit dem Sie arbeiten, sagt. Achten Sie ebenso darauf, wie und wann Sie Ihre eigenen Erfahrungen mitteilen wollen. Von sich selbst erzählen mag gelegentlich unterstützend und angemessen sein, doch sollten Sie sich nur dann mitteilen, wenn dies der Person, der Sie beistehen, helfen kann. Meist ist es am besten, einfach zuzuhören, alle Sinne zu öffnen, so gut zu verstehen wie nur möglich und aufzunehmen, was der andere kommuniziert. Sie können Ihr Verständnis durch spiegelndes oder interpretierendes Feedback überprüfen. Verstehen Sie, was die andere Person vermitteln möchte, erkennen Sie dies an, indem Sie so etwas wie »Danke« oder »Ich verstehe« oder »Ich erkenne« sagen. Denken Sie daran, daß Sie mit dem, was jemand anderes sagt, nicht übereinstimmen müssen, wenn Sie den Empfang des Gedankens bestätigen! Die Erfahrung abgeschlossener Kommunikationszyklen kommt im Leben größtenteils zu kurz. Findet wirkliche Kommunikation statt, so ist dies nicht nur befriedigend, sondern auch heilend und machtvoll im tiefsten Sinn.

Visualisierung und geführte Traumreisen

Schöpferisches Visualisieren, das Formen innerer Bilder, eignet sich sowohl als Affirmation wie auch als Entspannungstechnik. Die Anleitung zum Erschaffen innerer Bilder ist eine Technik, mit der weitreichende Erfolge in der Schmerzbewältigung und im Umgang mit Streß erzielt wurden. Sie wird außerdem als psychologisches Werkzeug für tieferreichende Prozesse genutzt, die zu mehr Einsicht und größerer Klarheit führen. Die vielen Kassetten mit geführten Traumreisen und Visualisierungsübungen, die mittlerweile auf dem Markt sind, bezeugen die Popularität und Zugänglichkeit dieser Methode. Ich kenne viele Menschen, die solche Kassetten als Einschlafhilfen benutzen oder sie bei Schmerzen und Streß einsetzen oder um einen tiefen Zustand von Frieden und Entspannung zu erreichen. Der Erfolg dieser Techniken zeigt, wie Gedanken sowohl die körperliche als auch emotionale Befindlichkeit beeinflussen können.
Berührung, die mit der Stimme kombiniert wird, kann die Ergebnisse einer geführten Visualisierungstechnik verbessern. Unterstützen Sie beispielsweise jemanden, indem Sie Hinweise auf den Atem und die Atemmuster geben. Sie können auf diese Weise einen Wechsel von flacher Brustatmung zu einer tieferen und entspannenderen Bauch- oder Beckenatmung anregen. Die Aufmerksamkeit

des Betreffenden läßt sich auch auf bestimmte Körperteile lenken, die Sie berühren oder massieren und durch verbale Aufforderung noch bekräftigen.

Arbeiten Sie mit einer kranken oder betagten Person, die geistig noch wach genug ist, um Ihren Anweisungen Folge zu leisten, können Sie ihr vorschlagen, sich während der Massage vorzustellen, wie verspannte Muskeln gelöst werden. Oder Sie regen an, sich den Atem in einer bestimmten Farbe vorzustellen und diese Farbe dann mit dem Atem zur verspannten Stelle zu schicken. Vielleicht mag sich jemand die Spannung auch als harten Eisblock vorstellen, der sich auflöst oder flüssig wird oder als Seil mit vielen Knoten, die sich in einem Rauchband auflösen. Sie können irgendein Bild entwickeln, von dem Sie glauben, daß es für den Betreffenden am besten paßt. Wenn Sie das richtige Bild finden, werden die Ergebnisse beinah an Wunder grenzen. Weisen Sie die Menschen, mit denen Sie so arbeiten, darauf hin, daß Sie diese Technik auch dann weiter nutzen können, wenn Sie selbst nicht anwesend sind. Mißbrauchen Sie andere nicht, indem Sie sie glauben lassen, nur Sie wären in der Lage, entspannte Reaktionen verschaffen zu können.

Mit einer geführten Traumreise können Sie jemand darin unterstützen, sich eine ruhige und schöne Szene vorzustellen, so daß der andere sich an diesem Ort sicher und friedvoll fühlt, zur Ruhe kommt oder Spannung reduzieren kann. Wissen Sie etwas mehr über das Leben dieses Menschen, besonders vor der Behinderung oder Beeinträchtigung – sei es durch Fragen oder die Krankenakte –, dann können Sie vielleicht etwas finden, was sich als Sprungbrett für eine Phantasiereise eignet. War jemand beispielsweise Bergsteiger, läßt sich mit diesem Bild anfangen. Wissen Sie, daß jemand seinen Jahresurlaub gern auf Hawaii verbrachte, dann können Sie ein Bild von einer Wanderung am Strand vorschlagen, inklusive wärmender Sonne und Sand unter den Füßen. Erweitern Sie dieses Bild, indem Sie vor dem inneren Auge des anderen eine Inselidylle erstehen lassen. Achten Sie darauf, daß die Person sich auch selbst dort sieht. Ermuntern Sie Ihr Gegenüber, dieser Szene alles hinzuzufügen, was das Bild oder die Situation oder den Ort perfekt macht – Lieblingsessen, Blumen, Wetter, andere Menschen, Tierfreunde und ähnliches.

Die meisten Menschen können sich ihren besonderen Ort ohne anleitende Stimme vorstellen. Sie haben keine Schwierigkeiten damit, vor ihrem geistigen Auge das Idealbild jederzeit erstehen zu lassen und sich an diesem friedlichen und ausgeglichenen Zustand, den sie kreieren, zu erfreuen und darin zu entspannen.

Bei älteren, aufgeweckten Menschen können Sie die Visualisierungstechnik sowohl zum Entspannen als auch zum Erinnern persönlicher Geschichten benutzen oder als Hilfe zum Kreieren mündlicher Erzählungen. Ich habe beobachtet, wie recht alte und gebrechliche Leute beim Nacherleben wichtiger Ereignisse aus ihrem Leben wieder jugendlich aussahen, wenn sie diese Geschichten jemandem erzählen konnten, der interessiert genug war, zuzuhören. Die Augen funkeln wie einst, die Hautfarbe belebt sich, sie sind lebendig und freudig, wenn man sie ermuntert, glückliche Erinnerungen hervorzurufen, über Erfolge im Beruf zu reden oder ein anderes besonderes Ereignis mitzuteilen.

Eine Dame, die ich in einer Langzeitpflegeeinrichtung aufzusuchen pflegte, war immer sehr still, wenn ich einzelne Körperstellen befeuchtete und massierte, bis sie eines Tages anmerkte, wie langweilig doch ihr Leben sei. Ich fragte sie, was sie denn gern gemacht habe, und ihre ganze Erscheinung verwandelte sich, als sie spontan antwortete: »Tanzen!« Ich fragte sie, um welche Art von Tanz es sich handelte, mit wem sie tanzen ging, welches ihre Lieblingsmusik war und so fort, bis sie mir fast einen »Film« gemalt hatte, in dem ich sie mit ihren Freundinnen in San Francisco ausgehen sah. Jedesmal, wenn ich sie besuchte, spannen wir an dieser Geschichte weiter, so daß nicht nur ich das Leben dieser Frau besser verstehen konnte, sondern auch sie große Freude daran fand, diese Erinnerungen mit mir zu teilen.

Bei der Fußmassage können Sie die Klienten darum bitten, die Augen zu schließen und sich auf den Atem zu konzentrieren. Wenn sich der- oder diejenige nun entspannt, bitten Sie darum, sich ein besonders beglückendes Ereignis oder ein bedeutendes Erlebnis vorzustellen (beispielsweise wann er sich am stärksten fühlte oder wann sie am stolzesten auf sich war). Sie können dann Ihre Patientin/Ihren Patienten weiterführen, indem Sie sie ermuntern, die gesamte Szene noch mehr auszuschmücken und durch gezielte Fragen nach der Jahreszeit, dem Wetter, den Farben, dem Anblick, den Geräuschen und so weiter das sinnliche Gedächtnis anregen. Gleichzeitig arbeiten Sie auf der körperlichen Ebene an der Verbesserung des Kreislaufs durch die Massage, während der Betreffende selbst durch Visualisierung seine geistige und emotionale Verfassung positiv beeinflußt.

Meditationsanleitungen und Wahrnehmungsübungen

Mit der Meditation lenkt man die Gedanken oder sammelt die Aufmerksamkeit, bringt bewußtes Gewahrsein in einen jeden Augenblick. Die Praxis kann so aussehen, daß man einfach achtsam auf den Atem lauscht oder einer Kerzenflamme beim Verbrennen zuschaut oder bewußt ein bedeutungsvolles Wort oder einen Laut wiederholt. Um den Geist aufmerksam auf den Moment zu richten, läßt sich alles einsetzen, was uns konzentriert spüren läßt.

Geführte Meditationen mit gesprochenen Worten zentrieren den Geist und sind besonders gut in Verbindung mit therapeutischer Massage oder Berührung einzusetzen. Diese Arbeit ist besonders hilfreich, wenn Sie mit jemandem zu tun haben, der Schmerzen leidet – körperlich, emotional und/oder geistig – und der willens ist, diesem Schmerz mit Nachsicht, vorurteilsfrei und mit Liebe statt Verleugnung oder Angst zu begegnen.

Oft versuchen wir, Empfindungen und Gefühle, die wir als Schmerz bezeichnen, zu verleugnen, indem wir vorgeben, sie seien gar nicht da, sie verneinen oder uns durch alles mögliche ablenken. Ein derartiger Widerstand scheint das Leiden eher zu verstärken als zu vermindern. Häufig läßt sich allein dadurch, daß wir unsere Aufmerksamkeit auf das Unbehagen richten (Sorgen, Ärger, Angst ...) und es annehmen, eine drastische Verringerung herbeiführen. Beschreiben wir unsere Erfahrung, teilen uns jemandem mit, haben wir einen Weg gefunden, unseren Schmerz anzuerkennen und zu lindern. Sie können jemanden bei diesem Prozeß unterstützen, indem Sie sowohl durch Worte als auch durch wirklichen Kontakt mit dieser Person das Unwohlsein ins Bewußtsein rücken.

Ist es dem anderen möglich, sich verbal mitzuteilen, können Sie ihn auch darum bitten, den Schmerz zu beschreiben. Wo befindet er sich? Wie groß ist er? Welche Farbe hat er? Hat der Schmerz eine Form? Ist er rund, flach, rauh, weich, heiß, kalt?

Arbeiten Sie mit Menschen, die nicht verbal kommunizieren, bitten Sie sie einfach, diese Dinge nur wahrzunehmen. Entdecken Sie auf der körperlichen Ebene beispielsweise kontrahierte Muskeln um eine Wunde, einen Schnitt oder eine Verletzung, dann fragen Sie den betreffenden Menschen, welche Gedanken mit diesem Unbehagen zusammenhängen oder welche Gefühle aufsteigen, wenn die Aufmerksamkeit sich auf diese Stelle richtet. Der andere kann sich entweder still damit befassen oder Ihnen Gedanken und Gefühle mitteilen, während Sie eine meditative Erkundung anleiten. Bitten Sie den Patienten darum, in diesen Schmerz hineinzuatmen, die schmerzende Stelle mit Liebe zu umhüllen oder den Schmerz mit Vergebung zu berühren.

Eine solche Bewußtseinsübung kann hilfreich sein, um sich von intensiven emotionalen Zuständen zu lösen. Sie kann die Beziehung zum Schmerz verändern und dadurch Angst und Leid mindern. Zwingen Sie niemals jemandem eine Technik oder einen Prozeß auf, der nicht offen oder bereit dafür ist. Denn wenn Sie auf einer bestimmten Technik beharren, die der andere ablehnt, wird diese Technik nicht nur erfolglos sein, sondern auch die Beziehung zwischen Ihnen und dem anderen zerstört werden.

Gemeinsames Atmen

Wenn Sie Ihren eigenen Atem mit dem Atemmuster der von Ihnen berührten Person in Harmonie bringen, entsteht zwischen Ihnen beiden eine tiefere Verbindung. Diese Technik läßt sich jederzeit anwenden und geschieht manchmal sogar spontan. Um die Übung zu praktizieren, muß man sich zunächst des eigenen Atems beim Ein- und Ausatmen bewußtwerden. Dann richtet man die Aufmerksamkeit auf das Atemmuster des anderen. Und im Anschluß daran können Sie Ihren Rhythmus mit der Ein- und Ausatmung der anderen Person synchronisieren. Über längere Zeit praktiziert, kann der gemeinsame Atem zu einer erstaunlich kraftvollen Übung werden. Beide Beteiligten fühlen sich dabei sehr friedvoll. Die Achtsamkeit für den Atemprozeß wird vergrößert und die Verbindung oder Beziehung zwischen zwei Menschen besser erkannt. Es ist sogar möglich, daß eine tiefe emotionale Katharsis bei einer oder beiden Personen eintritt.

Ist jemand sehr krank und/oder dem Tod nahe, kann die Atmung sehr unregelmäßig werden, was es erschwert, aber nicht unmöglich macht, den Atem zu synchronisieren. Sie können dem Betreffenden dann helfen, in jeden sich entfaltenden Moment hineinzuatmen (genauso, wie Sie eine Frau bei einer natürlichen Geburt begleiten würden), indem Sie in Kontakt bleiben und vielleicht sogar verbal den Atem begleiten.

Vor einiger Zeit besuchte ich einen Mann, den ich in der kurzen Zeit, die wir zusammen waren, sehr schätzen lernte. Die Krankheit, mit der er nun seit zwei Jahren kämpfte, hatte seinen Körper verbraucht. Schließlich war er so schwach geworden, daß er sich weder rühren noch sprechen konnte, doch seine Augen leuchteten wie immer, und er lächelte mich stets an, wenn ich kam. Er brachte auch noch genügend Kraft auf, um ab und zu meine Hand zu drücken. Keine andere Kommunikation schien nötig. Vorherrschend waren der Ton und die Bewegung des Atems, der in und aus diesem gebrechlichen Körper des Mannes strömte. Nach einiger Zeit bemerkte ich, daß er bisweilen den Atem anhielt, möglicherweise wollte er damit körperliches Unwohlsein umgehen oder sich der Erfahrung des Sterbens widersetzen. Ich ermunterte ihn sowohl mit Worten als auch mit sanfter Berührung der Brust, seinen Atem ein- und ausströmen zu lassen, statt ihn zu halten. Jedesmal, wenn er den Anweisungen folgte, bedankte ich mich. Und immer, wenn ich ihn wieder den Atem anhalten sah, flüsterte ich: »Lassen Sie den Atem gehen«, während ich eine Hand auf seine Brust legte oder sie ganz sanft auf seinem Bauch auf- und abbewegte. An einem bestimmten Punkt schaute er mich fragend an, und ich sagte nur: »Sie halten den Atem an«. »Oh«, lächelte er, als ob ihn ein Scherz amüsierte. Dann atmete er aus, und wir atmeten gemeinsam ruhig weiter.

Wie schon mehrfach betont, ist heilsame Berührung keine vorgeschriebene Übungsfolge, sondern ein mitfühlender und sorgsamer Dienst, der sich in der Wirklichkeit einer Beziehung entfaltet. Praktiziert jemand heilsame Berührung, sollte man sowohl natürliche Fähigkeiten wie erlernte Techniken in der Arbeit mit einem jeden Menschen anwenden und darauf vertrauen, daß sich neue und angemessene Möglichkeiten der Berührung und unterstützenden Pflege in jenem Moment, wo sie gebraucht werden, von selbst entfalten.

Kommunikation mit Sterbenden

Menschen, die sich dem Tod nähern, werden schwächer und fangen an, sich von ihrer körperlichen Existenz zu verabschieden; sie kommunizieren dann vielleicht in einer eher symbolischen Sprache, regressiv, oder ohne Worte. Dann ist es wichtig, offen zu bleiben für jede Kommunikation, die einem angetragen wird – welche Form auch immer sie annehmen mag.

Wenn ein Sterbender davon spricht, nicht daheim zu sein oder sich fragt, wo sein Zuhause ist, dann denken die Pflegenden manchmal, daß die geistige Verfassung des anderen durch die Krankheit bzw. Medikamente beeinträchtigt wurde. Häufig reagieren sie in diesem Moment besorgt oder bestürzt, weil der Sterbende anscheinend die Fähigkeit zu kommunizieren verloren hat. Einige Krankheiten führen zwar mit zunehmender Dauer zu Demenz, doch geschieht es relativ oft, daß eine sterbende Person davon spricht, »nach Hause gehen« zu wollen. Solch eine Aussage zeigt an, daß man bereit ist, den Körper zu verlassen. Jemand kann davon sprechen, daß er oder sie einen Paß braucht oder ein Flugticket benötigt; ein anderer will zur nächsten Bushaltestelle gehen, um mitzuteilen, daß er für den Wechsel bereit ist und zu einem neuen und anderen Ort gehen möchte. Ich erinnere mich, wie mein Vater kurz vor seinem Tod darüber sprach, daß er ans Ende des Fußballfeldes gehen wolle. Er sagte mir, er könne die Lichter auf der anderen Seite sehen, aber es gelänge ihm einfach nicht, dorthinzu- kommen.

Die Pflegenden können jemanden bei diesem Übergang unterstützen und die Reise des anderen so lange wie möglich begleiten, indem sie das annehmen, was gesagt wird, statt es zu verneinen und zu verleugnen. Und man kann den anderen wissen lassen, daß alles, was er wünscht, in Ordnung ist.

Ich erinnere mich an eine Frau mit Krebs im fortgeschrittenen Stadium, die ihren Mann ständig darum bat, die Tür zu schließen. Und dabei deutete sie auf die gegenüberliegende Wand. Ihr Mann leistete dieser Bitte zunächst nicht Folge und sagte ihr, daß dort keine Tür sei. Da sie darauf beharrte, ging er schließlich zur Wand und machte Bewegungen, wie wenn er eine Tür schlösse. Ich hatte das Gefühl, daß diese Patientin einfach nur mitteilen wollte, daß sie noch nicht bereit war, zu sterben. Meine Vermutung wurde bestätigt, denn nachdem ihr Mann gegangen war, wandte sie sich mir zu und sagte: »Ich bin noch nicht bereit, durch die Tür zu gehen.« Ich versicherte ihr, daß sich diese Tür erst wieder für sie öffnen würde, sobald sie bereit sei.

Mir begegneten auch Menschen, die während des Sterbens wieder in ihre Kindersprache zurückfielen. Sie benutzten Wörter, die sie beim Sprechenlernen erstmals gebraucht hatten. Das trifft insbesondere dann zu, wenn es sich um erwachsene Kinder handelt, die von ihren Eltern gepflegt werden. Eines Tages telefonierte ich zur Abstimmung meines Wochenplans mit einer bettlägerigen Patientin im Alter von Anfang Vierzig. Ihre Mutter, die seit Monaten Tag und Nacht für sie gesorgt hatte, erzählte mir unter Tränen, daß sie das Gefühl habe, ihre Tochter entgleite ihr. Als ich bei ihnen zu Hause ankam, war die Tochter sehr schwach, aber doch noch anwesend, und sie schien sich willentlich auf den Tod vorzubereiten. Ich ermunterte ihre Mutter, sich so hinzusetzen, daß sie sowohl Augenkontakt als auch Körperkontakt mit ihrer Tochter haben konnte, während ich mich auf die andere Seite des Bettes begab, um den Rücken der Kranken zu massieren, sie sanft zu berühren und sie zu unterstützen. Als ich diese beiden Frauen sich voneinander verabschieden sah, schien die Zeit in einem heiligen Raum zum Stillstand gekommen zu sein. Mit tränenüberströmtem Gesicht sagte die Mutter ihrer Tochter, daß sie sie entlasse, daß sie ihren Körper verlassen und sich zu jenem Licht hinbewegen dürfe. Die Tochter erwiderte, wie sehr sie ihre Mutter liebe und daß sie sie vermissen würde. Nach einer Weile wurden ihre Sätze kürzer und die Stimme kindlicher. Sie schien abwesend, öffnete dann wieder die Augen, suchte das Gesicht ihrer Mutter und wiederholte immer wieder: »Mama, ich geh jetzt... Mama, ich geh jetzt« – so lange, bis sie ins Koma fiel.

Es kann auch sein, daß die Sprache vollends versiegt, doch wird der Sterbende immer noch mit den Nahestehenden über Gesten und Gesichtsausdruck kommunizieren. Manchmal lächelt die Person und schaut weit weg oder scheint etwas wahrzunehmen, was niemand sonst erkennen kann. Forschungen ergaben, daß Menschen in Todesnähe oft ihre Lieben sehen, die ihnen im Tod vorausgingen. Sie sehen auch Engel, Licht oder andere unbeschreibliche Visionen. Statt sich ausgeklammert zu fühlen, wenn jemand vor seinem Tod etwas wahrnimmt, was wir nicht sehen, können wir die Erfahrung teilen, indem wir bewußt anwesend bleiben und den Kontakt mit diesem Menschen halten und annehmen – was immer diesem Menschen auch geschehen mag.

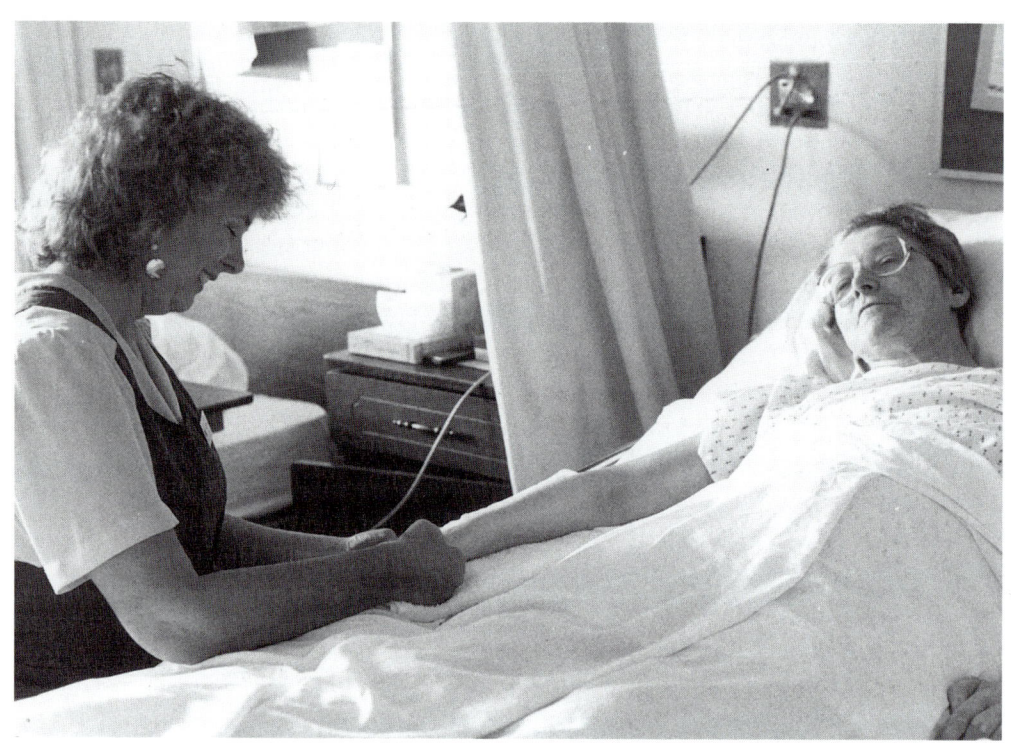

6

Leitlinien und Vorschläge

Kann eine Gesellschaft sich tatsächlich zivilisiert nennen, die alten Menschen in den letzten Tagen ihres Lebens keine feinfühlige und menschenwürdige Pflege angedeihen läßt?

Jeanie Schmit Kayser-Jones

Vor der Behandlung

Praktizieren Sie heilsame Berührung nicht, wenn Sie selbst krank sind! Leiden Sie unter Fieber, Grippe, Erkältung oder einer anderen ansteckenden Krankheit, dann halten Sie sich fern von Menschen, die bereits geschwächt und verletzlich sind. Denn für Kranke und Gebrechliche könnte eine Grippe bedrohlich werden. Ebensowenig empfiehlt sich das Praktizieren heilsamer Berührung, wenn Sie sehr müde sind oder sich in einer Krise befinden. Sobald Sie Ihren eigenen Zustand nicht überwinden und sich nicht ganz auf die andere Person konzentrieren können, spürt jene das an Ihrer Berührung (siehe auch Kapitel 3). Dadurch wird nicht nur die Sitzung beeinflußt, sondern auch Ihr Gegenüber. Unternehmen Sie alles, um Ihre körperliche und seelische Gesundheit zu erhalten, so daß Sie jemanden massieren oder berühren können, wenn Ihre Hilfe gebraucht wird.

Arbeiten Sie mit Menschen höheren Lebensalters, dann ist es gut, wenige Stunden vor der Verabredung noch einmal anzurufen, um die Sitzung zu bestätigen. Der Zustand des Betroffenen oder auch äußere Umstände könnten sich ja inzwischen geändert haben. Ein überbeschäftigter Pfleger hat vielleicht die Verabredung vergessen oder erinnert sich nicht mehr genau daran, wer denn da eigentlich kommen wollte und wann. Der Patient kann verlegt worden sein, und man hat vergessen, Sie darüber zu informieren. Ebenso wichtig ist es, daß Sie die zuständigen Personen informieren, wenn Sie sich, aus welchen Gründen auch immer, nicht an eine ausgemachte Zeit halten können. Versuchen Sie, Ihre KlientInnen/PatientInnen und/oder das Pflegepersonal nicht in letzter Minute zu enttäuschen.

Wenn Sie zu einer Sitzung heilsamer Berührung gehen, vermeiden Sie das Auftragen stark parfümierter Substanzen. Kleiden Sie sich einfach und bequem, so daß Ihre Arbeit nicht behindert oder die Aufmerksamkeit abgelenkt wird. Die Fingernägel sollten kurz gefeilt sein, damit Sie bei Massagen mit den Fingerspitzen niemandem weh tun. Lassen Sie Armreifen oder Ringe zu Hause bzw. legen Sie sie vor Ihrer praktischen Arbeit mit den Händen ab.

Bevor Sie das Zuhause oder das Zimmer des Menschen betreten, den Sie berühren werden, nehmen Sie sich ein paar Augenblicke Zeit, um sich zu erden und zu zentrieren. Dafür müssen Sie nicht irgend etwas Kompliziertes oder für die anderen Befremdliches tun. Vielleicht meditieren Sie vorher noch zu Hause oder in einem separaten Zimmer, bevor Sie zu Ihrer Sitzung gehen. Oder Sie sitzen noch eine Weile ruhig in Ihrem Auto, bevor Sie das Haus der zu behandelnden Person betreten. Oder Sie pausieren kurz vor der Krankenhaustür und gehen erst dann hinein. Richten Sie Ihre Aufmerksamkeit auf Ihre eigene Körperlichkeit, und stellen Sie eine Verbindung zur Erde her, auf der Sie stehen. Eine kraftvolle Konzentrationsübung besteht darin, die Aufmerksamkeit auf den Atem zu lenken, ohne irgend etwas Spezielles zu tun, um ihn zu verändern. Dies kann eine sehr wirkungsvolle, beruhigende und sammelnde Übung sein. Sobald Sie achtsam beim Atem sind, wenden Sie sich dem Platz in Ihrem Körper zu, den Sie als Ihre Mitte empfinden und atmen Sie tief von diesem Ort aus (siehe auch Kapitel 3).

Ich erinnere mich daran, wie ich vor dem Haus meines ersten Hospizpatienten zögerte, und wie folgender Gedanke als Gebet in mir auftauchte: »Bitte laß mein Herz offen und den Mund geschlossen.« Bevor ich zu meinen Verabredungen gehe, wiederhole ich manchmal innerlich einen meditativen Gedanken oder eine Affirmation; ein andermal achte ich einfach einige Minuten auf meinen Atem, oder ich versuche bewußt, mein Herz zu öffnen, um all das aufnehmen zu können, was möglicherweise angst machen kann oder was ich in einer bestimmten Situation oder bei einem bestimmten Menschen nicht annehmen kann.

Nach meiner Erfahrung ist es das beste, alle Vorstellungen von »richtigem Tun« oder sogar »helfen wollen« fallen zu lassen. Nähern wir uns jemandem in dem Glauben, die richtige Ausbildung, die passenden Fähigkeiten oder die korrekten Antworten zu haben, dann stellt sich dies einer wirklichen Beziehung in den Weg. Etwas anderes, was Sie möglicherweise vor der therapeutischen Berührung tun möchten, ist das Energieaufladen der Hände (siehe auch Kapitel 3). Es gibt mehrere Möglichkeiten: Eine besteht darin, die Hände heftig zu schütteln, um sie von Spannungen zu befreien und dann die Handflächen schnell aneinander zu reiben, so daß Hitze und Energie erzeugt werden. Eine andere Möglichkeit ist, die Hände zu Fäusten zu ballen und dann Daumen und Finger nach außen schnalzen zu lassen, die Finger weit zu öffnen und auch die Handfläche so weit zu dehnen, bis Sie das Gefühl haben, die Haut der Innenhand werde gestreckt. Ihre Hände werden sich warm und prickelnd anfühlen, wenn Sie dies mehrmals gemacht haben. Sie können sich auch einen Strom warmen Lichts aus Ihrem Herzen vorstellen, der die Arme hinunterfließt und in den Handflächen beider Hände ankommt. Versuchen Sie auch, in Ihre Hände zu atmen, indem Sie sich vorstellen, wie Sie geistig Ihrem Atem folgen und ihn ausatmend zu den Armen lenken, in die Hände hinein und zu den Fingerspitzen hinaus.

Lassen Sie auch alle vorgefaßten Meinungen über die Person, die Sie berühren werden, fallen. Legen Sie Vorurteile über eine bestimmte Situation oder die Verfassung jenes Menschen beiseite. Nehmen Sie die Kommentare anderer über die Persönlichkeit oder Lebensart des Betreffenden leicht. Vielleicht sagt man Ihnen, daß die Person, die Sie aufsuchen, immer ärgerlich oder unkooperativ ist oder daß ein Patient »in der Verleugnungsphase« steckt. Dennoch kann Ihre Erfahrung mit diesem Menschen eine ganz andere sein. Mir selbst passierte dies schon oft. Es ist dabei weder notwendig, die eigene Erfahrung oder die Wahrnehmung der anderen abzuwerten, noch muß man die Situation diskutieren. Beziehen Sie sich jedoch auf diesen Menschen nach der Beschreibung eines anderen oder so, wie er in seinem Krankenbericht dargestellt ist, dann wird Ihre Beziehung zu dieser Person nicht dem Realitätsmoment entsprechen, da Sie mit ihr arbeiten. Begegnen Sie jedem Menschen stets neu mit offenem Herzen und Geist.

Offensein heißt, die Dinge so zu nehmen, wie sie sind. Treffen Sie für die gesamte Zeit, in der Sie mit anderen sind, eine bewußte Entscheidung dafür, offen zu sein und sich dem zu stellen, was auftaucht. Das wird nicht immer leicht sein. Es kann Zeiten geben, in denen Sie lieber wegrennen, aufgeben oder Ihren eigenen gefühlsmäßigen Reaktionen nachgehen möchten. Das sind natürliche Impulse.

Das Wahrnehmen des Impulses und die Entscheidung, in Kontakt mit dem anderen zu bleiben, kann für beide bedeutende Wirkung zeigen.

Das heißt nicht, daß Sie nie weinen oder sich berühren lassen sollten von dem, was jene Menschen erfahren, mit denen Sie arbeiten. Sie sollten verantwortlich sein und es riskieren, so echt zu sein, daß Sie auch Ihre Traurigkeit zeigen. Vermeiden Sie jedoch das Dramatisieren oder das Versinken in ihren eigenen Gefühlen, so daß am Ende der Patient glaubt, er muß Sie trösten. Nehmen Sie wahr, was auftaucht und vermeiden Sie es, in Ihren eigenen Emotionen zu schwelgen oder die Aufmerksamkeit auf sich selbst zu lenken. Bleiben Sie achtsam bei der Person, mit der Sie arbeiten.

Menschen, die an Altersdemenz oder Alzheimer oder anderen altersbedingten Verwirrungen leiden, tendieren dazu, zu vergessen, wer Sie da immer wieder besucht. Sie verwechseln Sie vielleicht mit jemand anderem, können sogar unerklärlich feindselig werden und Sie in irgendeiner Form belästigen oder auch schlagen. Manchmal lassen sich irrationale Ausbrüche und extreme Stimmungsschwankungen durch einfaches Ignorieren des Verhaltens bewältigen. Dann bleibt man einfach achtsam bei dem Menschen, der sich zufällig so merkwürdig benimmt. Wird jemand, mit dem Sie arbeiten, plötzlich aggressiv, ärgerlich und gerät außer Kontrolle, nehmen Sie es nie persönlich, doch erlauben Sie auch nicht, daß man mit Ihnen böses Spiel treibt. Bitten Sie um Hilfe, wenn es nötig sein sollte, verlassen Sie den Raum, wenn es nicht anders geht.

Bevor Sie mit Ihrer therapeutischen Massagesitzung beginnen, ist es meist hilfreich, sich von der diensthabenden Schwester über das Tagesgeschehen unterrichten zu lassen. Fragen Sie jemanden vom Pflegepersonal oder auch Familienmitglieder, in welcher körperlichen Verfassung sich die betreffende Person an diesem Tag befindet. Erkundigen Sie sich nach den jüngsten Veränderungen oder sonst für Sie Wissenswertem. Es könnte beispielsweise wichtig sein, ob jemand ein Medikament nimmt, von dem man weiß, daß es eklatante Nebenwirkungen wie etwa Kopfweh, Schwindel, Jucken, Schlaflosigkeit, Depression oder Stimmungsschwankungen erzeugt. Sie sollten auch wissen, ob jemand allein stehen oder gehen kann und wieviel Unterstützung jemand braucht, um sich im Bett zu drehen oder um von einem Ort zum anderen zu gelangen. Denken Sie daran, daß geistige und seelische Prozesse auch den körperlichen Zustand beeinflussen können und umgekehrt. Beachten Sie auch, daß sich der Zustand eines Schwerkranken oder an Demenz Leidenden sehr schnell ändern kann.

Wenn Sie den Raum oder Ort betreten, an dem die Sitzung heilsamer Berührung stattfinden soll, nehmen Sie sich ein wenig Zeit, um die Umgebung zu erkunden und – wenn nötig – ändern Sie das, was Ihnen für eine gelungene Sitzung notwendig scheint. Arbeiten Sie zum Beispiel im Krankenhaus oder Pflegeheim, wo mehrere Bewohner sich ein Zimmer teilen, werden Sie wahrscheinlich das Bett der Person, mit der Sie arbeiten, mit einem Vorhang abschirmen wollen. Erklären Sie dem Menschen im anderen Bett – falls dieser ansprechbar ist – warum Sie den Vorhang zuziehen und daß Sie ihn, bevor Sie gehen, wieder öffnen werden. Tun Sie nie so, als ob die anderen für Sie nicht existierten! Um räumlich besser arbeiten zu können, kann es nötig sein, einen Tisch, Stuhl oder ähnliches zu verrücken. Befinden Sie sich in einer medizinischen Institution, fragen Sie das Personal, bevor Sie dies mit Sauerstoffausrüstungen oder Transfusionsständern tun.

Finden Sie heraus, wie sich die Höhe des Bettes wie auch die Bettumrandung verändern läßt. Nicht alle Krankenbetten sind gleich! Die Mechanismen können von Bett zu Bett sogar im selben Zimmer verschieden sein. Wenn Sie Zweifel haben, dann fragen Sie jemanden vom Personal, ob Sie überhaupt die Bettumrandung verändern dürfen. Lassen Sie die Gitter an der Seite des Bettes herunter, an der Sie arbeiten, und bringen Sie sie nach Beendigung der Sitzung wieder in die ursprüngliche Position – es sei denn, der oder die Kranke wünscht eine andere Position oder kann es selbst machen.

Eigentlich sind Sie mit dem Menschen in Kontakt, sobald Sie ein Zimmer betreten. Wenn Sie dann tatsächlich mit der Person arbeiten, denken Sie daran, daß alles an Ihnen diesen Menschen berührt – Ihre Hände, Ihre Stimme, Ihre Augen, Ihr Gesichtsausdruck und auch Ihre Gedanken! Entschließen Sie sich ganz bewußt, diesem Menschen während der gesamten Sitzung Ihre ungeteilte Aufmerksamkeit zu schenken, und gehen Sie so mit ihm um, wie Sie selbst es sich in einer ähnlichen Situation wünschen würden.

Sind Sie die Pflegeperson oder gehören zum Aushilfspersonal und geben einem Patienten oder einem nahestehenden Menschen heilsame Berührung, dann richten Sie es so ein, daß Sie eine gewisse Zeit ungestört mit dem Betreffenden die Erfahrung nährender Zuwendung teilen können. Auch wenn Sie einen geliebten Menschen oftmals am Tag berühren und in vielfältiger Weise für ihn sorgen, so sollte die gemeinsame Zeit doch etwas Besonderes sein und aus der üblichen Behandlungs- und Sorgezeit herausgehoben werden, indem Sie ganz aufmerksam diese besonderen Techniken für den anderen anwenden.

Sich selbst und andere schützen

Vor und nach jeder Sitzung heilsamer Berührung sollten Sie unbedingt Ihre Hände mit Wasser und Seife säubern. Manchmal muß man die Hände auch während einer Sitzung waschen. Wenn Sie mehrere Personen hintereinander in derselben Einrichtung behandeln, dann achten Sie besonders darauf, daß Sie die Hände reinigen, bevor Sie sich der nächsten Person zuwenden. Das Händewaschen vor der Sitzung dient dem Schutz der behandelten Person, die infektionsanfälliger ist, und das Händewaschen nach der Sitzung schützt Sie und den Menschen, den Sie danach berühren. In den meisten medizinischen Institutionen oder Pflegeeinrichtungen gibt es ein Waschbecken mit Desinfektionsseife in jedem Zimmer oder zumindest im Flur oder Badezimmer. Gehen Sie von Zimmer zu Zimmer, waschen Sie sich die Hände erst dort, wo Sie die nächste Sitzung beginnen, denn auf einer subtilen Ebene bekommt dieser Patient dadurch das Gefühl vermittelt, daß Sie sorgfältig darauf achten, ihn zu schützen. Und jene Person, die Sie gerade verlassen haben, kann ihrerseits wegen Ihrer abschließenden Händereinigung nicht auf den Gedanken kommen, sie sei vielleicht schmutzig oder ekelerregend für Sie.
Denken Sie daran, daß Sie den Menschen, mit dem Sie arbeiten werden, einem Risiko aussetzen, wenn Sie sich nicht gründlich genug die Hände waschen und beispielsweise irgendwo eine offene Wunde, eine ansteckende Hautkrankheit, eine Erkältung oder Infektion haben. Zum sorgfältigen Waschen gehört mehrmaliges Einseifen, damit jeder Zentimeter beider Hände und Unterarme erreicht wird – dies kann einige Minuten in Anspruch nehmen.
Bei bestimmten körperlichen Gegebenheiten muß man Massage ausschließen. Bei Thrombosen, Thrombophlebitis (Venenentzündung) am Bein sollten Sie Druck vermeiden, auch nicht entlangstreichen, doch können Sie immer noch leicht berühren. Wenn Sie sich in irgendeiner Situation unsicher fühlen, lassen Sie sich von einem Arzt, der Ihre Arbeit versteht, die Erlaubnis geben.
Möglicherweise müssen Sie eine ältere Person, die leicht friert, über der Decke, durch die Decke, unter der Decke oder mit Bekleidung massieren. Ich habe einen achtundneunzigjährigen Herrn besucht, der meist einen Wollhut trug, einen Schal und zusätzlich einen Pullover über all seiner anderen Kleidung, ganz egal, wie das Wetter war, und oft trug er noch mehrere Schichten Kleidung, sogar wenn er im Bett unter der Bettdecke lag!

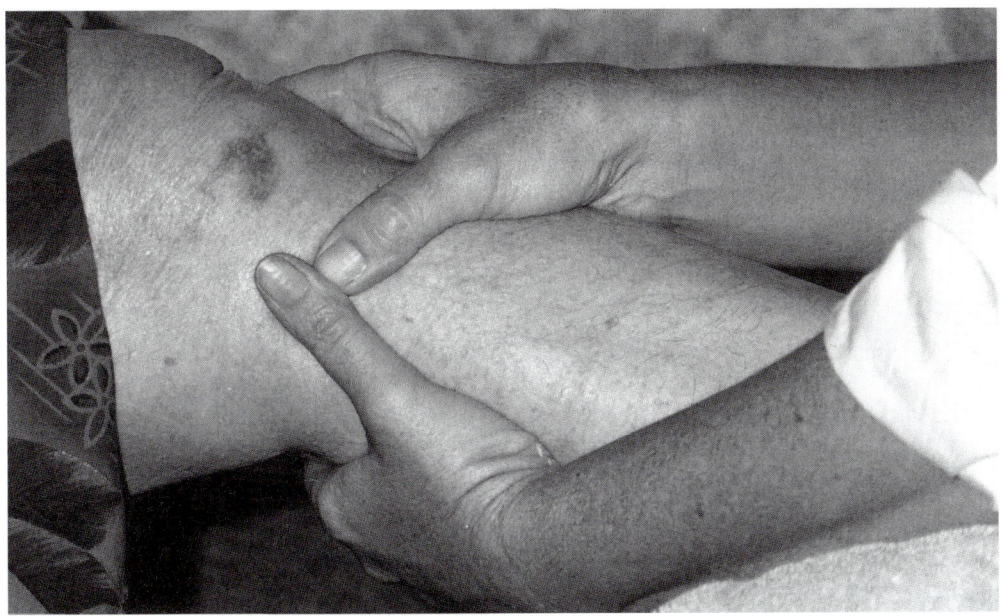

Gebrauchen Sie Ihren gesunden Menschenverstand, wenn es um Verletzungen oder Hautprobleme geht, und vermeiden Sie direkten Kontakt mit diesen Stellen. Massieren Sie nie direkt auf einer offenen Wunde, Entzündung, Verletzung, einem nässenden Ekzem, auf Erhebungen oder frischem Narbengewebe. Arbeiten Sie sanft darum herum oder darüber; halten Sie Ihre Hände leicht über diese Stelle, und schicken Sie Ihre Aufmerksamkeit und Energie dorthin.

Empfehlenswert ist es auch, sich selbst energetisch oder psychisch zu schützen, bevor man auf körperlicher Ebene mit jemandem in Kontakt tritt. Auch wenn dies mystisch erscheinen mag, so ist es doch recht praktisch. Manche Menschen nehmen nämlich sehr leicht körperlich und/oder gefühlsmäßig den Zustand der anderen Person »auf«. Ich habe sehr schnell bei meinen Massagesitzungen gelernt, daß ich ohne bewußten Schutz recht oft die Symptome des Klienten gegen Ende unserer Zusammenarbeit aufgenommen hatte. Dann tauchten körperliche Beschwerden wie Magen- oder Kopfweh genauso auf wie beispielsweise emotionale Zustände, Angst oder Depression.

Es gibt viele Möglichkeiten zur Lösung dieses Problems. Die Übungen zur Erdung und Zentrierung aus Kapitel 3 können dabei helfen. Visualisieren Sie, daß Sie sich selbst von goldenem oder weißem Licht umgeben oder sich geschützt in eine unsichtbare Blase versetzen oder ein Energieband um sich legen. Noch besser ist es, die Quelle des Lichts in sich selbst zu suchen und dann dieses Licht wachsen und sich ausdehnen zu lassen, bis es nach außen strahlt. Sie können auch eine kurze Affirmation oder ein Schutzgebet wiederholen. Oder Sie entscheiden sich bewußt vor Ihrer Arbeit, daß Sie weder körperliche Symptome noch emotionale oder geistige Gegebenheiten Ihres Klienten/Ihrer Klientin aufnehmen wollen.

Ein anderer Aspekt der Sorge für sich selbst liegt darin, während der Arbeit auf das eigene Wohlbefinden zu achten. Tun Sie dies, so werden Sie unnötige Ermüdung und Schmerzen vermeiden und zugleich dem anderen mehr Energie und größere Aufmerksamkeit zuteil werden lassen. Beim Stehen sollten Sie Ihre Knie leicht gebeugt halten und nicht stocksteif gerade dastehen. Bringen Sie das Bett auf eine für Sie stimmige Höhe, damit Sie sich nicht vornüber beugen müssen, oder suchen Sie nach einer Möglichkeit, während des Arbeitens sitzen zu können. Atmen Sie!

Während meines Erstbesuchs bei einem chronisch Kranken habe ich mich unnötigerweise in verschiedensten Positionen verrenkt, nur damit ich diesen Menschen irgendwie berühren konnte. Ich war einfach zu schüchtern gewesen, um mich nach der Beweglichkeit dieses Patienten zu erkundigen oder einfach nach einem Stuhl zu fragen. Eine ganze Zeitlang stand ich über die Bettgitterumrandung gebeugt, weil sie nicht leicht zu verändern war, dann ging ich auf die Knie und arbeitete mit den Händen durch das Gitter, dann wieder beugte ich meinen Oberkörper über einen Tisch, den man hätte verrücken können und machte kurz gesagt die Lage für mich so schwer, wie es nur ging. Danach war ich körperlich sehr erschöpft und brauchte selbst eine Massage, um mich zu erholen! Diesen Fehler machte ich nie wieder!

Während der Sitzung

Wie bereits erwähnt, sollten Sie zunächst herausfinden, welche körperlichen Beschränkungen die Person hat, mit der Sie arbeiten. Manch ein Kranker kann durchaus gemächlich gehen oder braucht nur wenig Unterstützung. Manche möchten in ihrem Lieblingsstuhl sitzen, um Sie auch zu sehen (ein Liegestuhl kann da übrigens geeignete Dienste leisten). Ein anderer liegt gern auf dem Sofa. Arbeiten Sie mit gebrechlichen Alten und/oder chronisch Kranken, werden viele davon natürlich ans Bett oder an den Rollstuhl gefesselt sein. Einige können sich aufsetzen oder selber drehen, andere wiederum nicht. Wieder liegt der Schlüssel darin, sich selbst anzupassen und solche Techniken zu benutzen, die der Situation angemessen sind!

Schmerz teilt sich oft nonverbal mit. Arbeiten Sie mit Menschen im höheren Lebensalter, sollten Sie die nonverbalen Mitteilungen über Mißbehagen deuten lernen. Das Atemmuster einer Person, die Sie gerade massieren, gibt Ihnen beispielsweise sehr gut Aufschluß darüber.

Ist jemand akut angespannt, ängstlich und/oder leidet unter Schmerzen, äußert sich dies meist in unregelmäßigem Atem. Möglicherweise hält der Betreffende in Abständen den Atem an oder braucht sehr lange und tiefe Atemzüge. Manchmal wird der Atem auch so flach, daß man kaum zu sagen vermag, ob überhaupt noch ein- und ausgeatmet wird. Jemand kann plötzlich sehr schnell und tief atmen, fast hyperventilieren. Entspannt sich jemand, so wird das Atemmuster normal werden. Der Atem kann von der Brust- zur Bauchatmung übergehen. Es ist möglich, daß ein Gähnen auftaucht oder ein langes Seufzen, wonach Ein- und Ausatmung gleichmäßiger und ruhiger werden.

Üben Sie heilsame Berührung aus, sollten Sie sich selbst darin trainieren, Hinweise und Anzeichen von Schmerz zu erkennen, deuten zu lernen und auch herauszufinden, welche Ursache der Schmerz hat. Ein Patient kann vielleicht die Frage »Schmerzt es hier?« oder »Ist diese Stelle empfindlich?« gar nicht beantworten, und daher müssen Sie auf Ihre Beobachtung und Intuition vertrauen.

Manchmal genügt es, die Hand sehr zart auf oder über eine Stelle zu legen, die geschwollen, in der Farbe verändert, entzündet, verletzt oder angespannt ist, damit der Patient bereits eine Schmerzlinderung erfährt. Er wird sich wahrgenommen und anerkannt fühlen und für diesen Augenblick Mitgefühl und Sorge eines anderen Menschen erfahren. So kann er sich entspannen, vielleicht etwas leichter atmen, und das Unwohlsein wird zumindest für den Moment verringert. Der andere fühlt dann, daß er den Schmerz nicht ganz allein aushalten muß. Jemand anderes wiederum ist bereit, etwas zu empfangen, und das allein macht schon einen Unterschied. Die Person, mit der Sie arbeiten, kann sich möglicherweise verbal ausdrücken oder auch nicht. Manchmal sind ältere Menschen einfach zu schwach, um noch zu sprechen, oder sie wollen dies nur mit bestimmten Leuten tun. Es kann auch vorkommen, daß Ihnen ein Familienmitglied oder jemand vom Pflegepersonal sagt, daß Ihr Patient nicht reden kann bzw. nur Unzusammenhängendes von sich gibt; doch während Ihres Besuches finden Sie dann heraus, daß er ganz verständlich mit Ihnen spricht. Lassen Sie sich von Ihrer Intuition sagen, ob das die Familie wissen sollte. Es ist gut möglich, daß der Patient etwas mitteilen möchte, es aber einem geliebten Menschen einfach nicht sagen kann oder das Gefühl hat, die Familie sei dafür noch nicht bereit. Erfährt die Familie nun von diesem Vorfall, kann es sein, daß sie sich verletzt fühlt, weil der Angehörige sich einer fremden Person anvertraute und ihr selbst gegenüber sprachlos bleibt. Es kann dann passieren, daß die Pflegeperson dem Patienten gegenüber ärgerlich und reserviert reagiert oder – was wahrscheinlicher ist – sich Ihnen gegenüber so verhält. Versuchen Sie, die Wirkung herauszufinden, die eintreten könnte, wenn Sie Informationen weitergeben und überlegen Sie sich, ob es hilfreich ist oder nicht, bevor Sie eine Entscheidung treffen. Ermuntern Sie die Familienmitglieder zur Kommunikation mit dem Angehörigen, sei es verbal oder mit anderen Mitteln, auch wenn der Angehörige nicht antwortet oder nichts zu hören scheint.

Ich erinnere mich an eine Frau, die seit langem gegen ihren Krebs ankämpfte. Sie hatte Operation, Chemotherapie und Bestrahlung überstanden und von ihren Ärzten dann gehört, daß nichts mehr unternommen werden könne, um die Ausbreitung der Krankheit zu stoppen. Als ich sie das zweite Mal zu Hause besuchte, war sie sehr still und ruhig. Wir befanden uns allein in ihrem Schlafzimmer, als sie an einem bestimmten Punkt all ihre Energie zusammenzunehmen schien, um zu sprechen. Sie sagte, sie wisse einfach nicht, was sie noch tun könne. Sie nickte, als ich anerkannte, daß sie sehr müde sein müsse. Ich verstand sie so, daß sie sagen wollte, daß sie alles getan habe, um am Leben zu bleiben, doch daß sie nun zum Sterben bereit war. Mir schien, sie hatte es jemandem mitteilen müssen. Vielleicht war es für sie leichter, sich einer relativ fremden Person wie mir anzuvertrauen, als es ihrem Mann oder den Kindern zu sagen, obgleich ihre Familie bereit schien, sie loszulassen. Ich fühlte, daß es für mich einfacher sein würde, ihr zu sagen, daß sie nichts mehr tun müsse, daß sie sich erholen dürfe. Ohne noch etwas mitzuteilen, starb diese Frau ein oder zwei Tage später friedlich im Schlaf.

Vielleicht werden Sie auch zu jemandem gerufen, der nicht Ihre Sprache spricht. Sollte diese Person kommunikationsfreudig sein und Sie sich auch nicht über eine Fremdsprache verständigen können, versuchen Sie, jemand zu finden, der während der Sitzung hin und wieder für Sie dolmetscht. Meistens laufen diese

Situationen recht erfreulich ab, denn Berührung ist letztlich eine universelle Sprache, und oft genug finden sich andere Wege der Kommunikation als die gesprochene Sprache.

Ich arbeite mit einer bettlägerigen, aber recht ausdrucksstarken Frau, die Italienisch und nur wenig Englisch spricht. Während der ersten Besuche bei dieser Frau fühlte ich mich wegen der Sprachbarriere frustriert und überlegte schon, ob ich Italienisch lernen sollte, damit wir uns unterhalten könnten. Mit der Zeit aber entwickelten wir eine Konversation, die mit Gesichtsausdruck und Körpergestik Feedback gibt, und so haben wir keine Mühe, uns mitzuteilen und unserer gegenseitigen Sympathie zu versichern.

Wenn jemand offensichtlich reden möchte, aber nicht kann, jedoch des Schreibens mächtig ist, nehmen Sie eine Tafel oder einen Notizblock zur Erleichterung der Kommunikation. Ich arbeite beispielsweise mit einem jungen Mann, der an Gehirnlähmung leidet und keine verständlichen Worte formen kann. Wir unterhalten uns jedoch über sein Kommunikationsbuch, das Seiten oft benutzter Wörter und Sätze wie auch alle Buchstaben des Alphabets enthält. Ich kann ihn fragen, ob er für die Massage bereit ist, oder ob er seinen Rücken behandelt haben möchte, und er deutet in seinem Büchlein auf »Ja« oder »Nein«.

Arbeiten Sie mit jemandem, der beispielsweise aufgrund eines Schlaganfalls nicht sprechen kann, dann teilen Sie stets mit, wer Sie sind und warum Sie da sind. Selbst wenn jemand im Koma liegt, sollten Sie von Zeit zu Zeit erklären, was Sie tun. Man hat von Menschen gehört, die aus dem Koma aufwachten oder sich von einem Schlaganfall erholten und an alles erinnerten, was gesagt und getan wurde, während sie nicht antworten konnten.

Seit über einem Jahr besuche ich eine Frau in einem Regenerationsheim. Diese Frau hat, kurz bevor ich mit Besuchen bei ihr anfing, einen Schlaganfall erlitten und kann nicht sprechen. Tatsächlich schläft sie sogar manchmal während unserer Sitzungen. Zu anderen Zeiten jedoch faßt sie nach meiner Hand und schaut mich längere Zeit direkt an. Manchmal formt sie Töne, als ob sie versucht zu reden.

In solchen Situationen müssen Sie lernen, nach kleinen Anzeichen sowohl positiver wie negativer Reaktionen zu suchen und auch die Zeichen der Entspannung erkennen.

Reaktionen auf Anwesenheit oder Berührung wären:

- Zucken oder Öffnen der Augenlider
- Augenbewegungen und/oder den Kopf zuwenden
- Augen folgen der Bewegung
- Augenkontakt suchen
- Änderung des Atemmusters
- Physischen Kontakt herstellen
- Töne von sich geben oder Lippen wie zum Reden formen
- Lächeln
- Lachen oder kichern
- Winken
- Erröten
- Weinen
- Strecken oder bewegen

Positive Anzeichen von Entspannung (oder Loslassen) zeigen sich in Reaktionen wie:

- Ein tiefer Atemzug oder Seufzer
- Eine geballte Faust öffnet sich
- Der Atem wandert von der Brust zum Bauch
- Darmwinde
- Die Muskeln werden weich
- Arme oder Beine öffnen sich
- Gähnen
- Der Mund öffnet sich und/oder das Kinn fällt herab
- Einschlafen sowie Schnarchen (zeigt Tiefschlaf an)

Zu negativen Anzeichen könnten gehören:

- Fäuste ballen
- Lippen oder Kiefer anspannen
- Arme oder Beine überkreuzen
- Muskelspannung
- Gesichtsgrimassen
- Den Körper wegdrehen
- Zurückschrecken

Anzeichen, die je nach Person oder Umständen positiv oder negativ sein können:

- Lachen oder weinen
- Die Augen öffnen oder schließen
- Gestik
- Husten
- Geräusche

Arbeiten Sie mit Menschen, die sich nicht mit Worten ausdrücken können, werden Sie durch Erfahrung und durch Ihre Aufmerksamkeit die Bedeutung der kleinen Signale erkennen lernen. Dann wiederum kann es auch Zeiten geben, in denen Sie einfach nur Ihr Herz und Ihre Hände öffnen können und auf Ihre Intuition vertrauen müssen, die Sie leiten wird.

Wenn Sie direkte oder berührende Pflege Menschen mit höherem Lebensalter angedeihen lassen wollen, werden Sie immer wieder mit verschiedenen medizinischen Apparaturen konfrontiert sein, um die herum Sie Ihre Arbeit organisieren müssen. Nährsonden, Katheter, Ausrüstungen zur intravenösen Versorgung, Sauerstoffleitungen, Aspiratoren, Monitore und verschiedene andere Gegenstände können für den Betreffenden notwendig sein. Anfangs sind solche Apparaturen möglicherweise noch störend, ja sogar angsterregend. Hilfreich wäre es, sich selbst über die Funktion der medizinischen Versorgungseinrichtungen kundig zu machen, von denen Ihr Patient abhängt. Sowohl Ihre Kreativität wie auch Ihre Flexibilität sind gefragt. Sie werden Ihre Massagetechniken anpassen und sich stets wieder neu orientieren müssen. Fast immer gibt es mehr als einen Weg zum Ziel. Vielleicht lassen sich einige Apparate für die kurze Dauer der Massage sogar abhängen. Fragen kostet nichts.

Wenn Sie den ganzen Körper massieren, kann es sein, daß Sie um Windeln, Verbände, Kleidung, Beruhigungspflaster und ähnliches herumarbeiten müssen. Vermeiden Sie direkten Druck auf Narkosepflaster, Verbände oder Binden. Wenn Sie an Beinen und/oder Hüften lange Streichbewegungen ausführen, können Sie vielleicht eine Seite der Windel lösen, um auch das Gesäß zu massieren. Tun Sie dies nur mit der Erlaubnis des Patienten. Gehen Sie unaufdringlich vor, und respektieren Sie stets die Privatsphäre eines jeden Menschen.

Der Kontrollverlust über das eigene Leben auf verschiedenen Ebenen ist für schnell Alternde und/oder Schwerkranke meistens ein besonders heikles Thema. Bei einer lebensbedrohenden Krankheit muß man sich allen möglichen quälenden, unbequemen, entwürdigenden und oft genug auch peinlichen Prozeduren zur Diagnose und Behandlung stellen. Beinahe jeder erlebt dann bis zu einem gewissen Grad den Verlust der Intimsphäre oder Individualität. Im Krankenhaus hat er sich zusätzlich den internen Regeln und Gesetzen anzupassen und sich obendrein nach einem strengen Zeitplan zu richten, der den großen Betrieb zwar aufrechterhält, aber nicht unbedingt den individuellen Bedürfnissen und Wünschen des Patienten entgegenkommt. Wie auch immer Status, berufliche Position oder soziale Stellung außerhalb solcher Einrichtungen sein mögen – drinnen werden alle gleich behandelt.

Für Pflegeeinrichtungen gilt generell, daß man fast immer dem Zeitplan der anderen folgen muß. Entscheidungsmöglichkeiten sind weitgehend eingeschränkt. Meist befindet man sich in einem Raum mit zwei oder drei anderen Leuten, die man nie zuvor gesehen hat, und oft genug wechseln diese Zimmernachbarn auch noch. Es gibt kaum eine Privatsphäre. Manchmal wird man wie ein Objekt behandelt oder als ob man gar nicht wirklich existiere.

Ich habe Frauen und Männer in solchen Einrichtungen beobachtet, die um ihre Würde kämpften, als sie spürten, daß ihre persönlichen Entscheidungsbefugnisse abhanden kamen. Das Mitfühlendste, was Sie Menschen in solchen Situationen schenken können, besteht darin, ihnen in der gemeinsamen Zeit so viel Autonomie und Kontrolle zu überlassen wie möglich. Lassen Sie den Krankenhausinsassen, die Pflegeheimbewohnerin wissen, daß er oder sie das Sagen hat. Fragen

Sie um Erlaubnis, wenn Sie sie beim Vornamen nennen, auf ihrem Bett sitzen, oder persönliche Dinge verstellen möchten. Bieten Sie, so oft es geht, Wahlmöglichkeiten an.

Gehen Sie der Versuchung aus dem Weg, etwas für andere zu tun, was diese selbst tun können. Fragen Sie den anderen, ob er Hilfe beim Zubettgehen braucht oder ein Glas Wasser möchte, statt einfach anzunehmen, daß dem so sei. Fragen Sie die Menschen, mit denen Sie arbeiten (und nicht das Pflegepersonal oder die Familienmitglieder), was sie sich von Ihnen in der gemeinsamen Zeit wünschen. Versuchen Sie, auch wenn es schwierig sein sollte, auf irgendeine Weise mit dem anderen zu kommunizieren, statt Vermutungen zu hegen oder Entscheidungen für ihn zu treffen.

Respektieren Sie die Entscheidungen Ihrer KlientInnen, ihnen nahestehender Menschen oder Freunde, wann immer möglich. Überlassen Sie es ihnen, die Stimmung der gemeinsamen Zeit zu bestimmen. Lassen Sie diejenigen, mit denen Sie arbeiten, und die sich gut artikulieren, die Konversation gestalten und sprechen Sie mit ihnen über das, was für sie interessant ist. Sagen Sie Ihre Meinung nur, wenn Sie direkt danach gefragt werden, und enthalten Sie sich langer Geschichten über Ihre eigenen Erfahrungen und Ansichten. Stellen Sie einfache Fragen und hören Sie dann ruhig zu!

Oft habe ich Menschen zu Hause für Sitzungen heilsamer Meditation besucht und dann dieselben Menschen im Krankenhaus oder Pflegeheim aufgesucht (oder umgekehrt). Die Umgebung einer medizinischen oder pflegenden Einrichtung unterscheidet sich sehr von der häuslichen, und natürlich müssen gewisse Anpassungen vorgenommen werden. Der offenkundigste Wechsel bei einem Übergang vom eigenen Haushalt zu einer medizinischen Einrichtung ist neben den ungewohnten Verhältnissen der bereits obenerwähnte Zeitplan, der die persönlichen Vorlieben außer acht läßt. Das betrifft Sie in diesem Falle ebenso, denn Sie müssen mit dem Personal eine geeignete Besuchszeit absprechen. Sind Sie sich mit dem Pflegepersonal über die Zeit einig geworden, fragen Sie auf jeden Fall den Patienten/die Heimbewohnerin oder lassen sie fragen, ob diese Zeit ihm oder ihr ebenfalls paßt.

Bringt man Menschen in eine neue oder andere Umgebung, werden Sie vielleicht bei ihnen Veränderungen im Verhalten oder im Benehmen feststellen. Allein der Umzug kann bereits traumatisch oder schmerzhaft gewesen sein. Manches läßt sich in der neuen Umgebung vielleicht einfacher oder auch schwieriger an. Die Familienmitglieder haben möglicherweise unterschiedlich positiv oder negativ auf die Veränderung reagiert. Lassen Sie sich nicht in Familienkonflikte hineinziehen. Bleiben Sie bei all Ihren Interaktionen mit allen Betroffenen positiv. Äußern Sie Ihre Meinung nur, wenn es ausdrücklich gewünscht wird. Denken Sie daran, daß Sie eine Kommunikation anerkennen können, ohne notwendigerweise zustimmen zu müssen. Entwerten Sie nie die persönliche Erfahrung oder die Gefühle eines Menschen.

Wenn Sie heilsame Berührung für Menschen anbieten, die sich in späteren Lebensphasen befinden, dann arbeiten Sie möglicherweise mit KlientInnen, die keine Verwandten oder engen Freunde haben, oder aber die geliebten Menschen wohnen für häufigere Besuche zu weit weg. Manchmal sind dann Sie die Vertrauensperson. Behandeln Sie diese Menschen so einfühlsam und achtsam, wie Sie selbst oder eine Ihnen nahestehende Person in solch einer Situation behandelt werden möchte.

Wenn ich mit Menschen arbeite, die geistig verwirrt oder orientierungslos sind, ist es nach meiner Erfahrung das beste, dem Unerwarteten offen zu begegnen. Dann hilft es, sich daran zu erinnern, daß Alter, Unbehagen, Medikamente und Einsamkeit bei einem Menschen Verhaltensweisen hervorrufen können, die nicht immer angemessen oder rational sind.

Sexuelle Energie

Wenn Sie therapeutisch massieren oder aufmerksam berühren, kann es manchmal passieren, daß Ihr Klient sexuell erregt wird. Diese Energie zeigt sich häufiger bei Männern, läßt sich aber auch bei Frauen beobachten. Dabei handelt es sich um eine natürliche Reaktion, besonders dann, wenn Sie mit Menschen arbeiten, denen sanfte, nährende Berührungen für eine längere Zeit nicht zuteil wurden. Sie brauchen diese Erfahrung weder zu beurteilen noch zu verleugnen. Andererseits sollten Sie sich über Ihre eigenen Intentionen und Grenzen in der Beziehung zu denen, die Sie berühren, im klaren sein.

Ist jemand verwirrt, kann es notwendig werden, die Grenzen der Sexualität aufzuzeigen. Ist der Betreffende geistig rege und kann reden, können Sie das Thema Sexualenergie direkt ansprechen. Sie können den Mangel an Zuneigung, den diese Person empfinden mag, anerkennen und ihn oder sie wissen lassen, daß diese Gefühle in Ordnung sind und daß Sie verstehen, wie frustrierend es sein muß, den Impulsen nicht zu folgen. Ihre Anerkennung und Ihr Verständnis erleichtern möglicherweise die Frustration und können dem Betreffenden helfen, Zufriedenheit in dem von Ihnen angebotenen Kontakt zu finden.

Ein schon älterer, blinder Herr, den ich regelmäßig aufsuche, entblößt sich hin und wieder oder fängt an zu masturbieren, wenn ich ihm eine Rücken- oder Fußmassage gebe. Wenn das geschieht, sage ich einfach, daß ich den Eindruck habe, er brauche jetzt seine Privatsphäre und verlasse den Raum, nicht ohne ihm gesagt zu haben, daß ich ihn bei meinem nächsten Besuch wieder aufsuche. Außerdem fand ich in solchen speziellen Fällen heraus, daß diese Situationen nicht so häufig vorkommen, wenn ich meinen Zeitplan so einrichte, daß ich früher am Tag komme, um den Patienten wacher und reger anzutreffen.

Respektieren Sie die Individualität einer jeden Person, mit der Sie in Kontakt kommen. Lassen Sie Vorstellungen und Ideen darüber, wie Menschen sich am Ende ihres Lebens oder bei schwerer Krankheit verhalten sollten, fallen. Legen Sie Ihre eigenen Bilder davon, wie Ihre Liebsten oder Sie selbst sich in einem solchen Fall verhalten müßten, ad acta. Bleiben Sie jedem Menschen gegenüber offen, und nehmen Sie die Ereignisse so an, wie sie sich entfalten. Machen Sie das Beste daraus. Sehen Sie die Dinge so, wie sie wirklich sind, und gehen Sie dann weiter.

HIV-Krankheiten

Falls Sie Menschen mit ernsthaften Infektionskrankheiten oder einem zusammengebrochenen Immunsystem massieren, müssen Sie genau wissen, wie sich solche Krankheiten ausbreiten. Das ermöglicht Ihnen, die notwendigen Vorbeugemaßnahmen zu treffen, und sich weiterhin aufmerksam auf die Person zu konzentrieren, statt sich ständig über die Gefahr einer Ansteckung mit einem tödlichen Virus zu sorgen.

Wenn sich der HIV-Virus, der das menschliche Immunsystem schwächt, ausbreitet, ist AIDS die schlimmste Folge. Derzeit gibt es keine Möglichkeiten, diese

Krankheit zu heilen. Nicht jeder, der infiziert wird, muß an AIDS erkranken; einige Erscheinungsformen einer HIV-Infektion bleiben über Jahre hinweg relativ mild.

Damit eine HIV-Infektion eintreten kann, müssen drei Dinge gleichzeitig auftreten:
1. Der Virus braucht eine *geeignete Umgebung* zum Überleben.
2. Eine genügend *große Menge an Viren* muß einen Weg ins Immunsystem gefunden haben.
3. Es muß ein *Einlaß* vorhanden sein.

Durch gesunde, unverletzte Haut kann der HIV-Virus nicht eintreten. Er überträgt sich nur durch Blut oder über bestimmte Körperflüssigkeiten einer infizierten Person, die in direkten Kontakt mit dem Blut oder den Körperflüssigkeiten einer nicht infizierten Person kommt. Für eine Infektion ausreichende Mengen des HIV-Virus finden sich im Blut, in der Samenflüssigkeit, im Vaginalsekret und gelegentlich in der Brustmilch. HIV wurde auch in Tränen, Schweiß und sehr selten im Speichel in geringen Konzentrationen gefunden. HIV-Infektionen über Tränen, Schweiß oder Speichel konnten jedoch bislang nicht nachgewiesen werden. Die Übertragung von HIV durch den obenerwähnten Blut-zu-Blut-Kontakt kann beispielsweise zustande kommen durch unsaubere, intravenöse Spritzen oder offene Wunden bei beiden Menschen und durch ungeschützten Sexualkontakt.

Es empfiehlt sich, ein Paar Plastik- oder Gummihandschuhe (können in Großpackungen beim medizinischen Fachhandel bestellt werden) zur Hand zu haben. Besteht während einer Behandlung die Möglichkeit einer Berührung mit Blut (das gilt auch für blutigen Stuhl oder Auswurf) oder anderen Körperflüssigkeiten, die den HIV-Virus enthalten könnten, dann können Sie die Handschuhe anziehen, bevor Sie mit der Sitzung fortfahren. Das gilt auch für die unwahrscheinlichen Fälle, in denen ein Klient mitten in der Sitzung Blut spuckt oder anfängt zu bluten. Denken Sie daran, daß die Handschuhe einen zusätzlichen Schutz bieten oder wie eine zweite Schutzschicht wirken, die über den Schutz durch unverletzte Haut und gründliches Händewaschen hinausgeht.

Handschuhe sollten während einer Sitzung nur getragen werden wenn:

- Sie einen Schnitt, eine offene Wunde, Kratzer, Abschürfungen oder eine ansteckende Hauterkrankung an den Händen haben;

- Sie nicht sicher sind, ob Ihre Haut intakt ist und Sie möglicherweise mit Blut oder Körperflüssigkeiten oder Ausscheidungen wie Urin, Stuhl oder Erbrochenem, die Blut enthalten können, in Kontakt kommen;

- jemand nässende Herpesbläschen neben einer Stelle hat, die Sie berühren werden;

- die Person, die Sie berühren, von Ihnen das Tragen der Handschuhe verlangt;

- Sie sich ohne Handschuhe beim Berühren der Person unwohl fühlen.

Nehmen Sie bei Verdacht auf Infektionen sterile Handschuhe. Sie können auch zwei Paar Handschuhe übereinander anziehen, falls doppelter Schutz nötig sein sollte. Die Handschuhe sollten nach jedem Gebrauch entsorgt werden.

Haben Sie Kratzer, Nagelverletzungen oder infizierte Haut an einer Fingerspitze, dann können Sie an diesem Finger auch einen Fingerling tragen. In Drogerien kann man Latexfinger in größeren Packungen kaufen. Es gibt diesen Schutz auch in verschiedenen Größen, so daß Sie sicherlich die genau passende Größe für Ihren Finger finden.

Um sich zu schützen, können Sie auch Massagetechniken anwenden, bei denen Sie ein Tuch oder eine dünne Decke als Schutzschild zwischen Ihre Hände und den Körper Ihres Klienten legen. Haut-auf-Haut-Kontakt ist allerdings vorzuziehen. Dennoch ist Berührung überhaupt, und sei es durch Handschuhe oder über einer Decke, auf jeden Fall besser als gar keine, und viele Techniken heilsamer Berührung bleiben gleichwohl auch auf diese Weise wirksam.

Arbeiten Sie kontinuierlich mit Menschen, die Symptome einer HIV-Krankheit oder AIDS aufweisen, wird es wichtig, sich mit den Hauptmerkmalen der in der Regel begleitenden Infektionen vertraut zu machen. Solches Wissen läßt Sie die eventuell auftretenden körperlichen Veränderungen besser verstehen und wird Sie befähigen, die notwendigen und angemessenen Vorsichtsmaßnahmen zu treffen.

Zu den Infektionen können gehören:

- Pneumocystis carinii Pneumonie

- Toxoplasmose

- Cryptococcus Meningitis

- Candida

- Zytomegalie-Virus

- Herpes (in allen Variationen, also auch Gürtelrose, sind äußerst ansteckend)

- Kaposi Sarkom – eine Krebsart, deren rötlich-violette Läsionen sich außen am Körper manifestieren können

Obgleich jedes Körpersystem unterschiedlich reagiert, zeigen sich einige der häufig vorkommenden Wirkungen von AIDS in:

- Verringerter Infektionsabwehr

- Appetitmangel

- Unerklärlichem Gewichtsverlust

- Chronisch niedrigem Fieber

- Chronischer Müdigkeit und Schwäche

- Schwerer Diarrhöe

- Immer wieder auftretenden Geschwüren und Schmerzen im Mund

- Chronischem Husten und anderen Atemsymptomen

In späteren Stadien von AIDS weisen manche Patienten neurologische Disfunktionalitäten auf. Diese können sich in heftigem Kopfschmerz, Sichtbeeinträchtigungen, Gedächtnisverlust und Persönlichkeitsveränderungen äußern. Kommunikationsfähigkeiten werden besonders gefragt sein, wenn man mit Menschen arbeitet, die unter Demenz und neurologischen Ausfällen leiden. Berührung gewinnt dann zusätzlich große Bedeutung als Hilfe bei der Kommunikation.

Man sollte auch wissen, daß die Diagnose einer HIV-Erkrankung oder von AIDS bei den Betroffenen oftmals schwere emotionale Reaktionen hervorruft. Zusätzlich zu Trauer und Angst können Ärger über die ungerechte Behandlung bezüglich AIDS und/oder Schuldgefühle über früheres Verhalten bzw. wegen der Möglichkeit, die Krankheit verbreitet zu haben, auftauchen. Auch kann es passieren, daß Familie oder Freunde ihre Unterstützung versagen, sobald die Diagnose bekannt wird. Ich habe mit einigen AIDS-Patienten gearbeitet, die von ihren Familien enterbt oder verlassen wurden, als jene von der Krankheit erfuhren. Die Gründe lagen im Verurteilen, in Angst und/oder Unwissenheit. Beispielsweise verließ ein Gefährte nach sieben gemeinsamen Jahren seine Frau sang- und klanglos; offensichtlich war er unfähig, mit der Diagnose umzugehen. Viel seltener dagegen lassen sich solche Reaktionen beobachten, wenn bei jemandem unheilbarer Krebs diagnostiziert wird.

Nach meiner Erfahrung sind AIDS-Kranke besonders ansprechbar auf therapeutische Massage und Berührung und dankbar dafür. Denn Massage antwortet neben den allgemeinen Vorzügen auf ein tiefes psychologisches Bedürfnis, das bei vielen an HIV-Erkrankten vorhanden ist. Aus Angst, Unwissenheit oder aufgrund mangelnder Informationen bezüglich der Übertragung von AIDS haben viele Leute, und darunter auch Menschen in Gesundheitsberufen, Angst, jemanden mit AIDS zu berühren oder sich auch nur mit ihm im selben Zimmer aufzuhalten. Ich konnte die Geschichte eines jungen Computerfachmanns kaum glauben, der mir, während ich ihm die Hände massierte, erzählte, daß ihm während seines Aufenthaltes in einer Pflegeeinrichtung bei der Frage nach einem Kleenex die Schachtel einfach quer durchs Zimmer zugeworfen wurde! Er erzählte weiter, daß, wann immer man ihn berührte, es mit Handschuhen geschah. Dieser Mann hatte die schöne, sanfte und zarte Haut, die für viele Afroamerikaner charakteristisch ist, und es zeigten sich keinerlei Verletzungen oder offene Wunden. Wird die Botschaft »Du bist unberührbar« ständig übermittelt, schwächt dies das Selbstwertgefühl, und die Gefühle von Mangel und Isolierung werden größer.

Wenn Sie Ihre Massagedienste Menschen mit AIDS anbieten und sich diesbezüglich während der Behandlung für Sie Fragen oder Probleme ergeben, dann seien Sie ehrlich mit sich selbst und mit denen, die Ihrer Obhut anvertraut sind. Fragen Sie bei Ihrem Gesundheitsamt nach oder rufen Sie die AIDS-Hotline an, wenn Sie nicht weiterwissen. Sprechen Sie mit anderen Menschen, die ebenfalls mit HIV-Patienten oder AIDS-Kranken arbeiten, so daß Ihre Bedenken zerstreut und Ihr Vertrauen gestärkt werden.

Die Sitzung beenden

Im Idealfall ist die Dauer einer Sitzung heilsamer Berührung zeitlich offen. Sie kann immer dann als beendet betrachtet werden, wenn Sie und die Person, mit der Sie arbeiten, zufriedengestellt sind und beide das Gefühl haben, daß die Sitzung vorüber ist. Vielleicht haben Sie zehn Minuten mit diesem Menschen verbracht, oder es dauerte eine Stunde oder sogar länger. Meistens jedoch, und dies aus unterschiedlichen Gründen, werden sie innerhalb eines bereits festgelegten Zeitrahmens arbeiten. Deshalb ist es wichtig, daß Sie Ihren Rhythmus finden und sich gewisse Leitlinien geben. Wurde eine bestimmte Zeit abgemacht, so erinnern Sie zu Beginn Ihrer Sitzung heilsamer Berührung die betreffende Person daran, wie lange diese Zeit dauern wird. Das gilt gleichermaßen für freiwillige Helfer wie auch für bezahlte Kräfte. Falls von den Betreuern gewünscht werden sollte, daß Sie länger bleiben, und sind Sie flexibel genug, sich darauf einzustellen, können Sie dem Klienten/der Klientin dies vorschlagen und ihm oder ihr die Entscheidung überlassen. Werden Sie für Ihre Dienste bezahlt, sollten Sie sich darüber im klaren sein, ob Sie die Zeitverlängerung gratis dazugeben oder bezahlt haben wollen. Sind Sie unschlüssig darüber, wird sich diese Unklarheit und Verwirrung in die Beziehung einschleichen und die Arbeit miteinander beeinträchtigen.

Arbeiten Sie mit jemandem, der besonders bedürftig ist, machen Sie sich vorher Ihre eigenen Grenzen klar, ohne die andere Person dadurch ins Unrecht zu setzen. Manche Leute fühlen sich so einsam und ausgehungert, daß Sie beinahe alles unternehmen, um die Aufmerksamkeit auf sich zu lenken – egal wie lange Sie bleiben, es wird nie genug sein. Andere wiederum meinen, die Kontrolle über ihr Leben verloren zu haben und werden sehr fordernd und manipulierend, indem Sie versuchen, wenigstens jemand anderen oder etwas anderes zu kontrollieren. Wieder andere sehen sich selbst als Opfer und halten ständig Ausschau nach Erlösung. Solche Menschen geben uns die Möglichkeit, die Motive unseres Tuns zu prüfen, die Fähigkeit klaren Kommunizierens zu entwickeln und zentriert bei uns zu bleiben, zugleich aber auch offen gegenüber anderen zu sein, ohne diese zu beurteilen.

Ich hörte einmal eine Geschichte über ein Experiment in einem großen Krankenhaus. Ein Arzt ging von Zimmer zu Zimmer und sprach mit den PatientInnen.

Kurz nachdem er den Raum verlassen hatte, fragte man die Kranken: »Wie lange, glauben Sie, war der Doktor bei Ihnen?« Alle Patienten meinten, der Arzt wäre mindestens eine Viertelstunde oder sogar länger bei ihnen gewesen. Tatsächlich hatte er aber genau fünf Minuten bei jedem Patienten verbracht. Die abweichende Einschätzung der Patienten ließ sich durch folgende Faktoren erklären: a) Der Arzt hatte einen Stuhl herangezogen und sich neben die Patienten gesetzt; b) er hatte jeweils Augenkontakt mit ihnen aufgenommen und c) ihre Hände gehalten. Mit anderen Worten, dieser Arzt setzte sich so hin, daß er auf gleicher Höhe mit seinen Patienten war und ihnen in die Augen schauen konnte. Er hatte ihnen seine Aufmerksamkeit geschenkt und sie darüber hinaus durch Körperkontakt bestärkt! Wenn Sie diese Fähigkeit entwickeln, voll bewußt im Augenblick zu sein, und wenn Sie den Menschen während des Besuchs Ihre volle und ungeteilte Aufmerksamkeit schenken können, dann werden die Betreffenden am Ende Ihres Besuchs zufrieden sein. Egal, wieviel Zeit Sie dann mit ihnen verbringen – es wird sich bei diesen Menschen selten das Gefühl einstellen, Sie hätten länger bleiben sollen.

Neigt sich die Zeit, die Sie für eine Sitzung anberaumt haben, dem Ende zu, sagen Sie es dem Menschen, mit dem Sie zu tun haben, und erklären Sie, daß noch einige Minuten bleiben. Wenn möglich, finden Sie heraus, was der andere in diesen letzten Minuten von Ihnen braucht. Vielleicht möchte dieser Mensch nach etwas Besonderem fragen oder noch etwas sagen, was ihn bewegt, bevor Sie ihn verlassen.

Denken Sie daran, die Umgebung wieder so zu verlassen, wie Sie sie vorgefunden haben. Wenn Sie das Gefühl haben, es sei besser, etwas zu verändern, fragen Sie nach, bevor Sie es tun. Ziehen Sie dem Klienten Strümpfe oder Schuhe wieder an, falls sie zuvor abgelegt wurden. Haben Sie jemandem die Uhr vom Handgelenk genommen, befestigen Sie sie wieder dort. Achten Sie darauf, daß Sie die Uhr wieder an demselben Arm anlegen, von dem sie abgenommen wurde. Ich habe einmal (noch rechtzeitig) bemerkt, daß ich einem Herrn die Uhr verkehrtherum anlegte, so daß die Zahlen auf dem Kopf standen, und die Uhrzeit natürlich nicht gut ablesbar war. Das mag Ihnen wie eine Kleinigkeit vorkommen, doch kann dieses Versehen für jemanden, der möglicherweise teilgelähmt ist oder der nicht mehr genug Kraft hat, den Arm zu heben, sehr frustrierend werden. Besonders wichtig ist es auch, die am Bett angebrachten Tabletts wieder in die ursprüngliche Position zu bringen, so daß all die benötigten Dinge wieder griffbereit liegen.

Wie bereits erwähnt, sollten Sie auch die seitlichen Gitter an Spitalbetten wieder auf die ursprüngliche Höhe einstellen. Möchte Ihr Patient/Ihre Klientin sie nicht wieder angebracht haben, sagen Sie dieser Person, daß Sie dies erst mit jemandem vom Krankenhauspersonal abzuklären haben. Denn würde der Patient aus dem Bett herausfallen und sich verletzen, müßten Sie sich nicht nur mit Ihren diesbezüglichen Schuldgefühlen auseinandersetzen, sondern Sie und das Krankenhaus könnten sich auch in einem Gerichtsverfahren zur Klärung der Schuldfrage wiederfinden!

Haben Sie mit jemandem in einem Rollstuhl gearbeitet, fragen Sie, wo diese Person hingefahren werden möchte. Vielleicht müssen Sie den Betreffenden in die Freizeiträumlichkeiten bringen oder in den Speisesaal rollen. Wenn der Mensch, mit dem Sie gearbeitet haben, kommunikativ ist, sagen Sie ihm, daß Sie die Räder des Rollstuhls arretieren, es sei denn, Sie wissen, daß er oder sie den Rollstuhl ohne fremde Hilfe fortbewegen kann. Arbeiten Sie mit Bewohnern von Pflege- oder Erholungsheimen, entfernen Sie nie den Sicherheitsgurt eines Rollstuhls, oder helfen Sie nie jemandem vom Rollstuhl ins Bett oder umgekehrt! Bittet man Sie darum, erklären Sie, daß Sie nicht zum Personal gehören und daher nicht die Erlaubnis haben, dieses zu tun. Sie würden den Wunsch aber gern entsprechend weiterleiten. Tun Sie es dann auch.

Vielleicht stellen Sie bei den Menschen, mit denen Sie arbeiten, plötzliche Veränderungen in der Stimmung, dem Verhalten oder ihren Bedürfnissen fest. Es ist dann wichtig, sich zu erinnern, daß der Alterungsprozeß eine Reihe körperlicher Veränderungen mit sich bringt, die emotionale Anpassungen erfordern. Altersbedingte Veränderungen bauen sich allmählich auf und können einen Abfall geistiger Konzentration bedeuten oder eine Minderung der Mobilität oder der Ausdauer. Sicht- und Hörveränderungen sowie leichte Erinnerungsverluste sind allgemeine Begleiterscheinungen des Alterns. Medikamente können die Orientierung beeinflussen und geistige Verwirrung hervorrufen.

Ich besuche eine alte, liebe Dame, die an Alzheimer leidet und oft ohne Unterbrechung während der gesamten Sitzung redet. Das meiste von dem, was sie sagt, entbehrt jeder Logik und hat meist auch keinen Bezug zur Gegenwart, doch scheint es für sie bedeutend und wichtig zu sein. Ich finde es unnötig und grausam, diese Dame zu korrigieren oder ihr zu einer anderen Orientierung zu verhelfen; so höre ich einfach zu und erkenne an, was immer sie zu sagen hat. Genau dies, wie auch die Berührung, scheinen ihr gutzutun und ihr Freude zu machen; am Ende unserer Sitzung bedankt sie sich jedesmal.

Geben Sie Ihr Bestes, und folgen Sie einfach dem, was der berührten Person in einem jeweiligen Moment wichtig ist, egal wie unlogisch oder irrational Ihnen die Kommentare oder Wünsche erscheinen mögen. Versuchen Sie, soweit es geht, den Bitten nachzukommen. Bemühen Sie sich, zu erkennen, wann man Sie um Dinge bittet, die über Ihr Urteilsvermögen hinausgehen oder unmöglich zu erfüllen sind. Seien Sie so klar und direkt, wie Sie nur sein können in bezug auf das, was Sie zu leisten imstande sind und was nicht. Wenn Sie einer Bitte nicht nachkommen können, seien Sie ehrlich, und versuchen Sie, jemand zu finden, der den Wunsch erfüllt, oder schlagen Sie eine Alternative vor. Wenn Sie jemandem sagen, daß Sie eine Bitte weiterleiten wollen, sei es an eine Krankenschwester, an die Verwaltung oder ein Familienmitglied, dann tun Sie das auch. Egal, wie es dann ausgehen mag, Sie haben auf diese Weise wenigstens Ihren Teil des Abkommens mit der betreffenden Person erfüllt.

Wenn der Tod sich ankündigt

Arbeiten Sie mit jemandem, dessen Lebensende naht, so besteht beim Abschied nach einer Sitzung immer die Möglichkeit, daß Sie den Betreffenden beim nächsten Besuch nicht wiedersehen. Das trifft natürlich jederzeit auf uns alle zu (und schafft Gründe genug, unsere Beziehungen »in Gang« zu halten), doch ein wenig vorhersehbarer ist es vielleicht in den Beziehungen zu Schwerkranken und/oder Alten. Lassen Sie am Ende einer Sitzung heilsamer Berührung nichts ungesagt oder ungetan, von dem Sie das Gefühl haben, es sei wichtig für die Beziehung zu Ihrem Klienten/Ihrer Patientin. Vielleicht spüren Sie das nahende Ende, vielleicht auch nicht. Der Tod scheint wie die Geburt seine eigene Zeit auszusuchen und kommt oft, wenn wir es am wenigsten erwarten.
Ich arbeitete mit einem männlichen Patienten sieben Monate lang, zunächst einmal die Woche, später zweimal. Ich lernte ihn schätzen und freute mich jedesmal auf die gemeinsame Zeit. Nachdem ich diesen Herrn ungefähr seit einem Monat besucht hatte, küßte ich ihn eines Tages beim Abschied auf die Wange. Dies wurde dann zu einem wichtigen Abschiedsritual. Während meine Freundschaft und Zuneigung zu diesem Menschen wuchs, hatte ich mehrmals

den Impuls, ihm zu sagen: »Ich liebe Sie«, aber aus irgendeinem Grund tat ich es nie.

Als ich mich eines Tages ins Auto setzte, um zum Haus dieses Mannes zu fahren, geschah folgendes: Ich sah im Garten eine besonders schön blühende Rose und dachte, daß ich sie ihm mitbringen könnte. Doch dann überlegte ich, wieviel Zeit es kosten würde, ins Haus zu gehen, die Gartenschere zu holen, die Rose abzuschneiden, etwas zu finden, das sie frisch halten würde und daß ich dann zu spät zu unserer Verabredung käme, denn schließlich hatte ich noch eine halbe Stunde Autofahrt vor mir. Ich beschloß also, die Rose zwei Tage später zu unserer nächsten Begegnung mitzubringen.

Als ich an diesem Tag bei meinem Patienten ankam, schien er mir etwas schwächer als sonst. Es hatte jedoch immer mal wieder verschiedene Höhen und Tiefen im Verlauf seiner Krankheit gegeben, und so schenkte ich dem weiter keine Aufmerksamkeit. Wenn ich jetzt daran zurückdenke, fällt mir ein, daß ich ihn an jenem Dienstag wie immer zum Abschied auf die Wange küßte und ihm sagte, ich käme am Donnerstag wieder, aber nur sehr zögernd wegging. Als er am Tag darauf starb, bereute ich sehr, ihm die Rose nicht mitgebracht zu haben. Und obgleich ich davon überzeugt bin, daß er wußte, daß ich ihn liebe, so bereue ich dennoch, es diesem einzigartigen Menschen nie gesagt zu haben.

Wenn jemand sich dem Ende seines Lebens nähert, empfiehlt es sich, zum Abschied solche Sätze wie: »Ich sehe Sie nächste Woche« zu vermeiden. Besser sind Aussagen wie: »Ich bin froh, sie heute gesehen zu haben« oder »Es war schön, die Zeit mit Ihnen zu verbringen«.

Wenn Menschen den nahenden Tod spüren, werden Sie oftmals irgendeine Art von Hinweis geben, mit dem sie kundtun, daß sie bereit sind oder auch, um Ihnen damit auf irgendeine Weise Lebewohl zu sagen. Das kann etwas sehr Einfaches oder Subtiles sein, etwas, das man in einer anderen Situation sehr leicht übersehen würde.

Eine Frau, mit der ich schon mehrere Wochen zusammenarbeitete, hatte sehr viele Schmerzen zu erdulden und sprach während unserer letzten Sitzung sehr wenig. Sie lag in einem Krankenhausbett, das man in ihr Wohnzimmer geschoben hatte. Ich erinnere mich, daß sie sehr unter Kopfschmerzen litt und auch verwirrt und ängstlich war. Als ich mich nach der Sitzung verabschieden wollte, schien sie mich nur widerwillig gehen zu lassen und hielt meine Hand einige Minuten fest. Da ich um ihre Angst vor dem Alleinsein wußte, versicherte ich ihr, daß viele Leute nach ihr schauten (Nachbarn, Kirchengemeindefreunde und Verwandte hatten einen Zeitplan zusammengestellt, so daß immer jemand bei ihr war), und daß, wie immer auch die Dinge sich entwickeln mochten, sie nicht allein sein würde. Ich versicherte ihr auch, daß wir uns alle verpflichtet hatten, ihr zu helfen, um es ihr so angenehm wie möglich zu machen.

Als ich die Tür öffnete, um zu gehen, drehte ich mich zu dieser zarten und zerbrechlichen Dame um, die seit meiner Ankunft unter ihren Decken zusammengerollt lag und die Wand angeschaut hatte. Sie drehte sich herum, erhob sich ein wenig von ihrem Bett und schaute mich zum ersten Mal an diesem Tag direkt an, um dann mit relativ klarer und lauter Stimme zu sagen: »Auf Wiedersehen, Dawn, und einen schönen Abend mit Ihrer Familie.« Ich sagte ihr, daß ich an sie denken würde. Ich bin sicher, sie spürte genauso wie ich, daß wir uns nicht wiedersehen würden. So überraschte es mich nicht, als ich zwei Tage darauf die telefonische Nachricht von ihrem Tod erhielt.

Von denjenigen, die kontinuierlich mit Menschen arbeiten, die im Sterben liegen, wird berichtet, daß das Zusammensein mit solchen Menschen für manche beinahe zur Sucht werden kann. Meines Erachtens liegt ein Grund dafür darin, daß wir in der Gegenwart von Menschen, die sich dem Tod nähern, die Erfahrung einer fast elektrisierten Aufmerksamkeit machen, die wir sonst im Alltag nicht erleben. Wir werden zu dem wirklich Wichtigen und Wesentlichen erweckt, unsere Aufmerksamkeit konzentriert sich auf den gegenwärtigen Augenblick.

Ein anderer Grund, der uns anzieht, die Zeit mit solchen Menschen zu verbringen, liegt in der tiefen Sehnsucht nach dem Ergründen des großen Lebensmysteriums, das wir Tod nennen. Wir müssen noch lernen, wie man sich dem Tod nähert, und uns bleiben noch so viele Fragen über das Sterben. Im ruhigen Kontakt bei einem Menschen zu sitzen, der sich der Vollendung seines Lebens nähert, Angst und Furcht eines Menschen zu teilen, der dabei ist, sich von einem nicht mehr funktionierenden Körper zu lösen, Zeuge des Übergangs zu werden, wenn jemand von einem Seinszustand in den nächsten übergeht – all dies bringt uns dem Geheimnis näher und läßt uns das Leben so erfahren, wie es gerade ist. Deshalb kann die Arbeit mit Sterbenden eine Herausforderung sein, uns erheben, ja sogar befreien.

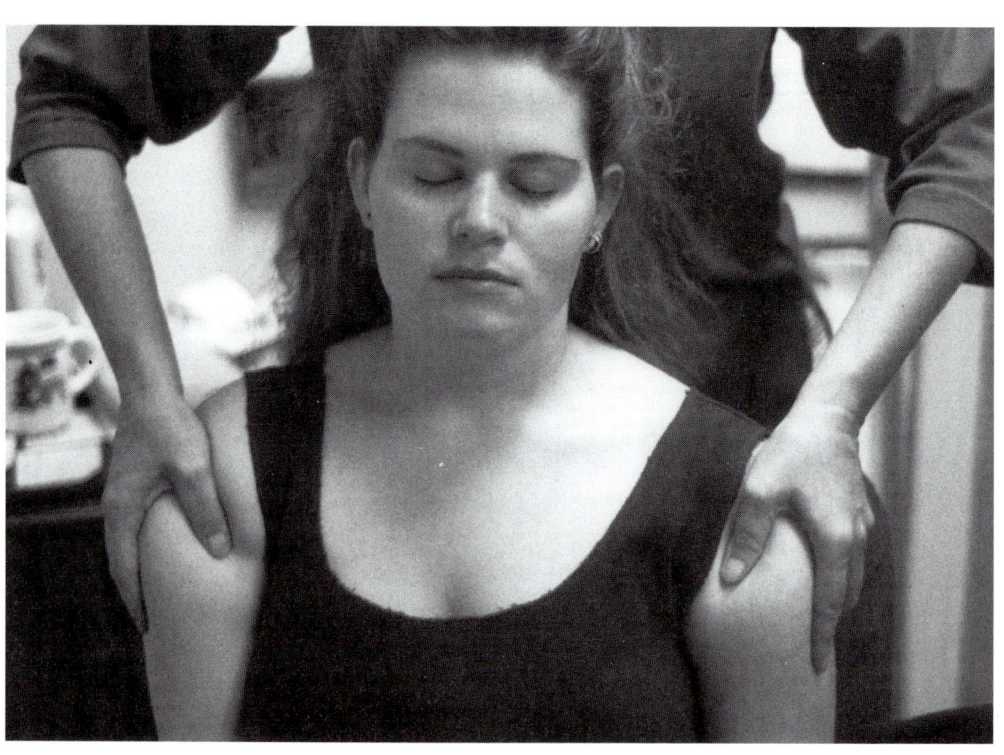

7

Die Pflege der Pflegenden

Wie eine unter Lebensbedrohung stehende Mutter ihr einziges Kind beschützt, so laßt uns unendliches Mitgefühl für alle Wesen entwickeln.

Der Buddha

Unterstützung für die Hauspflege

Besuchen Sie eine chronisch oder akut kranke Person in ihrem Zuhause, dann seien Sie sich im klaren darüber, daß die betreffende Familie, Verwandte, Gefährten oder nahe Freunde, die die Pflege übernommen haben, sehr viel Streß aushalten müssen. Die Situation ist eine ganz andere, als wenn eine ausgebildete Pflegekraft, die weniger stark emotional gebunden ist, diese Pflege übernimmt. Ob jemand die Verantwortung nun bewußt gewählt hat oder aus finanziellen oder sonstigen Gründen gewissermaßen in die Situation hineingedrängt wurde, auf jeden Fall erfordert diese Aufgabe sehr viel Kraft. Für einen anderen Erwachsenen körperlich verantwortlich sein ist hart, schwer, herausfordernd und ermüdend. Es zehrt an Nerven und Gefühlen, wenn man mit ansehen muß, wie ein geliebter Mensch Gesundheit und Stärke verliert, und man weiß, daß man nichts tun kann, um den schwächenden Verlauf einer Krankheit zu stoppen. Die Pflegenden müssen sich dem Schmerz, dem Ärger und auch der Traurigkeit der geliebten Person stellen, und zugleich mit ihren eigenen Gefühlen zurechtkommen. Der gesamte Prozeß kann sich gestalten wie ein erschöpfender Anstieg bergan.

Möglicherweise gibt es noch andere nahestehende Personen, die in der Pflege einspringen können, und diese werden vermutlich ebenfalls unter Streß stehen. Es kann auch sein, daß die Beziehung zwischen diesen Familienmitgliedern und anderen Pflegenden ziemlich angespannt ist. Vielleicht finden Sie sich dann in der Mitte zwischen lauter gestreßten Familienmitgliedern, die sowohl mit ihren eigenen Reaktionen als auch mit denen der anderen zurechtkommen müssen und sich auf eine Situation einzustellen haben, die keiner sich so gewünscht hat. Familienmitglieder können den Zustand einer geliebten Person auf unterschiedliche Weise akzeptieren, und jeder wird seine eigenen Umgangsweisen damit haben. Lassen Sie sich nicht in irgendwelche Familiendiskussionen oder Mißverständnisse verwickeln, und lassen Sie sich auch nicht dazu verführen, für jemanden Partei zu ergreifen. Sowohl von einem professionellen wie auch vom persönlichen Standpunkt aus ist es wichtig, unparteiisch zu bleiben und die ehrliche Meinung wertfrei nur dann zu äußern, wenn danach gefragt wird. Wenden Sie familientherapeutische Strategien nur dann an, wenn Sie darin ausgebildet sind und/oder Ihre Dienste dafür ausdrücklich angefragt werden.

Vielleicht erleben Sie die Pflegenden wie auf einer emotionalen Achterbahn: Sie gehen durch eine Reihe von Gefühlen wie Angst, Ärger, Frustration, Verlassenheit, Trauer und Einsamkeit, aber auch Liebe und Mitgefühl. Menschen, die eine geliebte Person in schwerer Krankheit oder ins Alter begleiten, können betrübt sein, verwirrt, irritiert, depressiv, überwältigt und auch erschöpft.

Pflegende klagen oft über Schmerzen im Nacken- und Schulterbereich oder Rücken. Zu hohe Streßbelastung kann die Ursache sein oder auch ein unsachgemäßes Heben einer zunehmend immobiler werdenden Person. Der Schmerz kann auch ausdrücken, daß es einem zuviel wird, die Bürde zu schwer ist und daß man Hilfe benötigt. Mit anderen Worten: Das Mißbehagen der Pflegeperson, sei es nun durch körperliche Belastung oder durch mentalen bzw. emotionalen Streß ausgelöst, ist oft Warnsignal und Hilfeschrei.

Sie können den Pflegenden Ihre Unterstützung auf verschiedenen Ebenen anbieten, indem Sie beispielsweise eine Nacken-, Schulter- oder Rückenmassage vorschlagen oder einen anderen therapeutischen Weg empfehlen. Schon das schlichte Anerkennen einer Situation kann der Pflegeperson Wertschätzung vermitteln und wird von ihr sicherlich auch so empfunden. Wenn Sie sich einen Moment lang in die Lage der Pflegeperson versetzen, wird es Ihnen leichtfallen, deren Arbeit und Mut anzuerkennen und ihr ehrliche Anerkennung und Respekt zu zollen. Sagen Sie nie, Sie verstünden die Person oder wüßten, wie ihr zumute sei, wenn Sie nicht selbst schon einmal in der gleichen Situation gewesen sind. Ist die Pflegeperson offen für Berührung, dann drücken Sie sanft deren Hand oder legen den Arm um die Schulter oder berühren das Herz, um zu zeigen, daß Sie die schwierige Situation sehen, daß Sie die Müdigkeit, Erschöpfung und auch den Streß des Betreffenden wahrnehmen. Fragen Sie die Pflegeperson vielleicht auch, was sie zur eigenen Auffrischung unternimmt. Ermuntern Sie sie dann dazu, einen Spaziergang zu unternehmen, zu duschen oder etwas gänzlich anderes und doch Erholsames für sich selbst zu tun, während Sie mit dem Angehörigen arbeiten.

Pflegepersonen von ernsthaft Kranken verbringen einen Großteil ihrer Zeit damit, die Dinge in Gang zu halten. Damit sie für den anderen dasein können, verleugnen sie oftmals ihre eigenen Bedürfnisse und Gefühle. Deshalb kann jemand Angst haben, sich zu entspannen, und sei es auch nur für einen kurzen Moment, denn er oder sie mag befürchten, daß dann alles zusammenbricht und sie nicht mehr fähig sind, weiterzumachen. Schnell entsteht das Gefühl, sich verletzlich zu zeigen, wenn man sich selbst nähren und unterstützen läßt, oder es kommen Gefühle hoch, die man nur schwer akzeptieren oder annehmen kann. Wichtig ist es, solche Widerstände anzuerkennen. Man sollte niemanden auffordern, die eigenen Grenzen zu überspringen und mehr zu tun, als gerade möglich ist. Gleichzeitig kann man Unterstützung anbieten, indem man die Pflegeperson ermuntert, die eigenen Bedürfnisse nicht zu lange zu unterdrücken oder von sich selbst nicht zu viel zu verlangen und sich eine Pause zu gönnen.

Die Pflegenden können sehr bedürftig sein, und in den Wochen und Monaten nach dem Tod eines geliebten Menschen brauchen vielleicht gerade sie heilsame Berührung.

Eines der besten Geschenke, das sie einer erschöpften Pflegeperson machen können, ist das Zuhören und Verstehen. Dabei sollten Sie allerdings nicht Ihre eigenen Erfahrungen und Meinungen aufdrängen. Jemandem fünf Minuten lang bewußte und gesammelte Aufmerksamkeit zu schenken, sowohl mit dem Herzen als auch mit den Ohren zuzuhören, kann größere Bedeutung haben, als Sie sich vorstellen können.

Massagetherapie vor Ort

Im Gesundheitswesen Tätige müssen ebenfalls zur Entspannung ermuntert werden. Ich besuche eine Einrichtung, wo die kreative Pflegedirektorin mir monatlich dabei hilft, einen kleinen Untersuchungsraum mit einem gepolsterten Tisch in ein Massagezimmer für die Angestellten zu verwandeln. Diese Chefin gibt manchmal selbst eine kurze Massage, wenn sie das Gefühl hat, eine Angestellte sei besonders erschöpft oder habe besonders gut gearbeitet.

Die Besitzerin und Verwalterin verschiedener Erholungsreinrichtungen bat mich, einmal monatlich in zwei ihrer Pflegeheime zu kommen, um an einem Angestelltenprämien-Programm mitzuwirken. Ihre Idee bestand darin, daß alle Angestellten, die keinen Arbeitstag im Monat gefehlt hatten oder eine besonders gute und praktikable Sicherheitsidee hatten, ihren Namen auf einem Zettel notieren sollten, den man als eine Art Los verwendete. Diejenigen, deren Namen gezogen wurden, erhielten dann eine fünfzehnminütige Massage auf Kosten des Hauses an ihrem Arbeitsplatz.

Mir ist aufgefallen, daß die Gesundheitspflege mit hohem Streß verbunden ist und daß diejenigen, die darin arbeiten und sich um die Gesundheit der anderen kümmern, oftmals selbst in schlechtem Gesundheitszustand sind. Ich bin jedoch froh, mittlerweile sagen zu können, daß immer mehr Menschen in Pflegeberufen die Vorzüge des Entspannens kennengelernt haben und zu schätzen wissen und sich auch mit Streßreduzierungs-Programmen befassen, durch die sie die wohltuende Wirkung von Massage und Berührungstherapien erfahren. Das verbessert nicht nur ihre eigene Gesundheit, sondern auch die Arbeitsleistung. Selbst wenn therapeutische Massagen für sie ungewohnt sein mögen, so erkennen die Betreffenden meist rasch deren Vorzüge und wollen dann möglichst bald so oft wie möglich massiert werden. Einige der Pfleger und Pflegerinnen, denen ich Massagen verabreiche, waren ursprünglich sehr mißtrauisch und skeptisch, selbst wenn man ihnen die Massage schenkte. Mittlerweile wollen einige von ihnen selbst die Techniken erlernen, um sich gegenseitig in der Mittagspause verwöhnen zu können.

Massagen können direkt vor Ort, am Arbeitsplatz in einem Stuhl gegeben werden, wie die Bilder auf den folgenden Seiten zeigen. Oder man reserviert in der Einrichtung extra einen speziellen Raum oder ein Büro für Ihren Besuch.

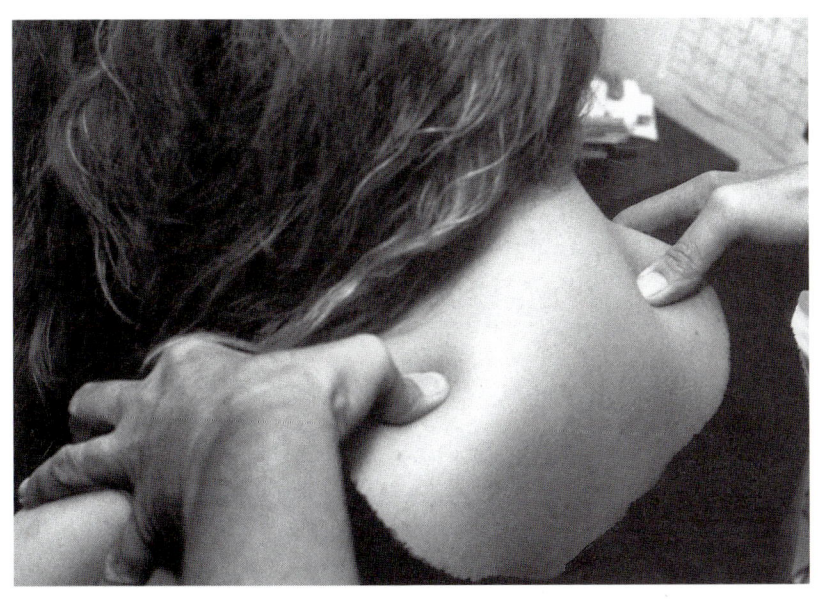

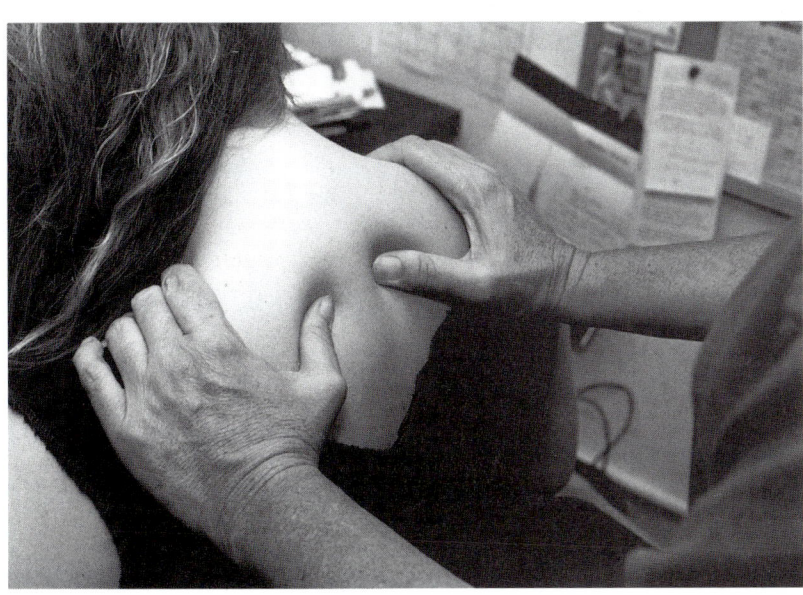

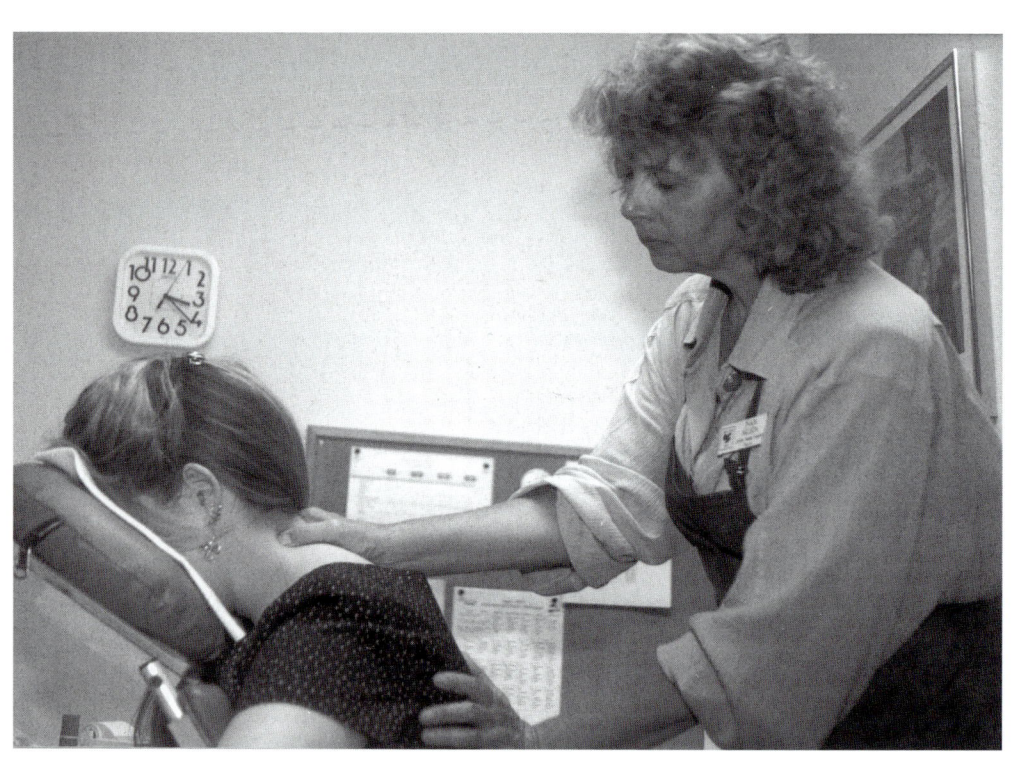

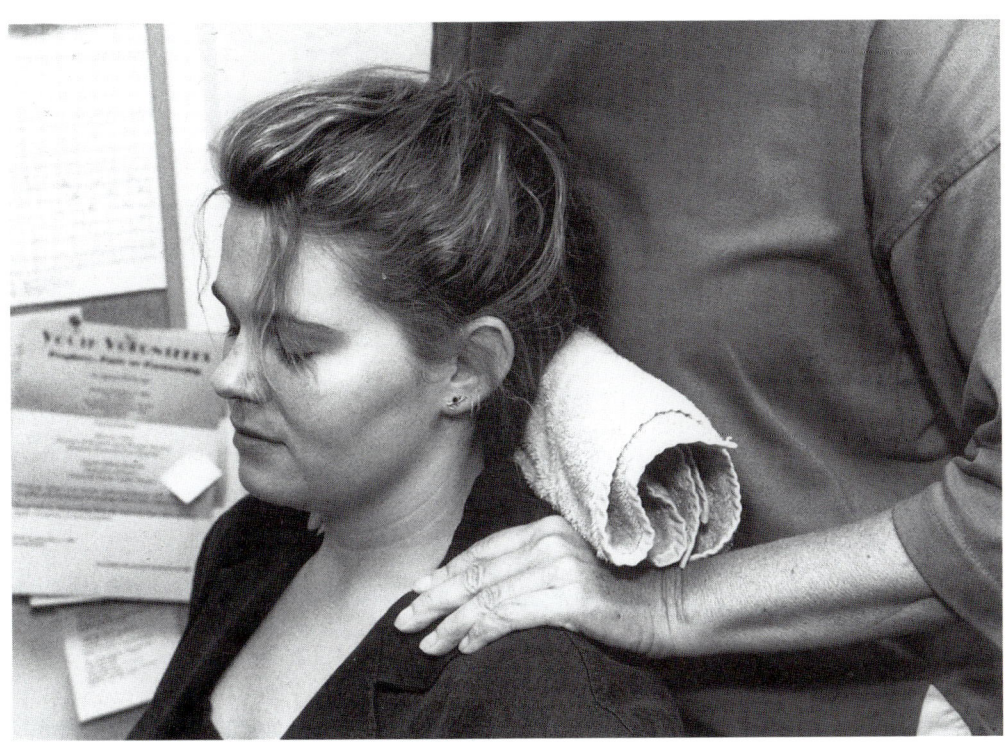

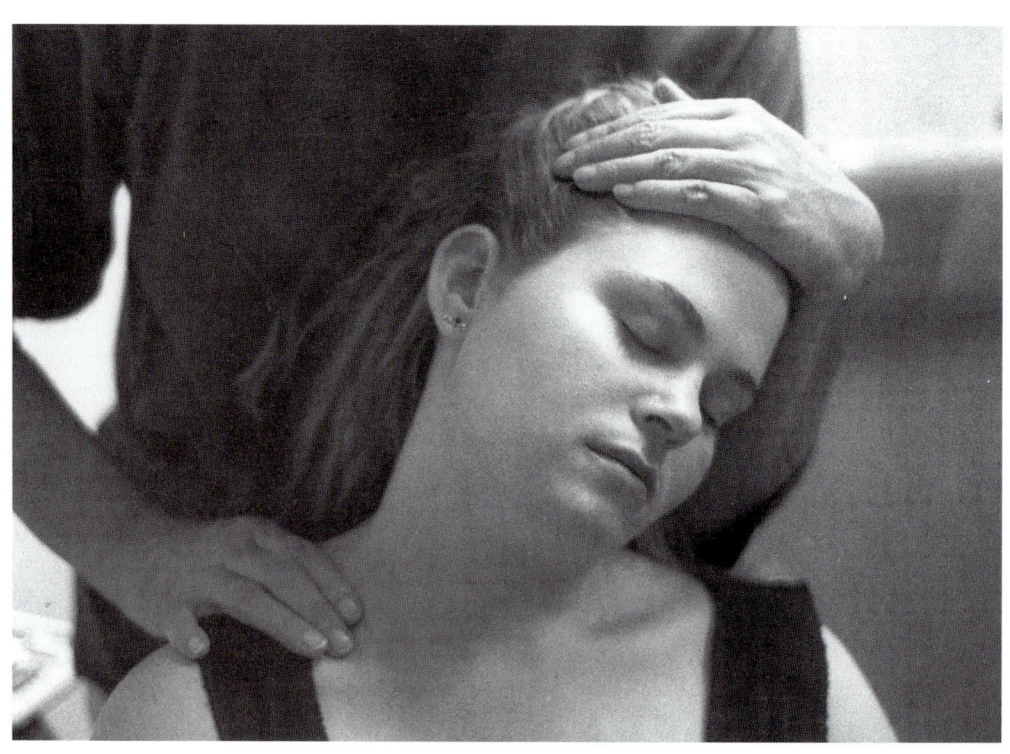

Ein Stuhl mit einer niedrigen Lehne eignet sich am besten; denn dann haben Sie freien Zugang zum Rücken der Person, an der Sie arbeiten wollen. Wie immer müssen Sie flexibel genug sein, sich der jeweiligen Situation anzupassen und zu nutzen, was gerade zur Verfügung steht.

Es gibt auch besondere Massagehilfsmittel, die sich speziell für die Massage im Büro eignen und die sich leicht an einem Tisch oder Schreibsekretär anbringen lassen. Zu solchen Hilfsmitteln gehört ein gepolstertes Oberteil, um die Brust darauf zu legen, und ein besonderes, ebenfalls gepolstertes Teil für den Kopf; beide Teile lassen sich leicht in Höhe und Winkel verstellen. Außerdem gibt es leichtgewichtige Massagestühle, die sich bequem zusammenfalten und von Ort zu Ort transportieren lassen. Diese gepolsterten Stühle sind so gebaut, daß sie ein angenehmes Sitzen mit Abstützen der Knie erlauben, das Gesicht wird dabei leicht nach vorn geneigt. Der oder die Massierende kann auf diese Weise leicht den ganzen Rücken sowie Kopf, Nacken und Schultern des Klienten oder der Kollegin erreichen. Wenn Sie sehr viel Massagen vor Ort geben, könnte sich die Anschaffung eines solchen Stuhls oder anderer Hilfsmittel lohnen. Solche Hilfsmittel lassen sich auch gut in der Arbeit mit älteren oder kranken Menschen einsetzen, die noch wach und beweglich sind.

Vor-Ort-Massagen für die Schwestern und Pfleger lassen sich auch improvisieren, indem man auf einen Cafeteria-Tisch zur Polsterung ein Kissen oder ein Stück Schaumstoff legt, ein Tuch darüberbreitet und so einen Massagetisch kreiert. Sie können auch einen tragbaren Massagetisch mitnehmen und in einem separaten Zimmer aufbauen. Dann läßt sich mit dem Betreffenden entweder in der Bauch- oder Rückenlage arbeiten und man kann verschiedene Massagetechniken anwenden, sei es über der Kleidung oder direkt auf der Haut.

Nach meinen Erfahrungen gibt es in den Pflegeeinrichtungen wenig freie Zimmer. Direktoren und auch höhere Verwaltungsangestellte verbringen ihre Zeit sogar manchmal teilweise in umgebauten Schrank- oder Badezimmern. Ich habe eine Menge Massagen in solchen fensterlosen und vollgestopften Zellen gegeben. Dabei brannten die Lichter so grell wie immer, weil es keine Dimmer gab, die Telefone klingelten, und doch konnten die Empfänger der Massagen wenigstens während dieser kurzen Zeit abschalten, um ihre Aufgaben danach erfrischt wieder aufzunehmen.

Selbsthilfe

Vergessen Sie bei Ihrer Sorge für das Pflegepersonal nicht, auch an sich selbst zu denken! Das beinhaltet: Grenzen setzen, sich Pausen gönnen, sich selbst im Gleichgewicht halten – und zwar körperlich, geistig und seelisch. Das heißt auch, sich selbst mit soviel Wohlwollen, liebevoller Aufmerksamkeit, Vergebung und Mitgefühl zu behandeln, wie man es anderen zuteil werden läßt. Sie können nicht für alle Leute alles zugleich sein. Es gibt unendlich viele Menschen auf der Welt, die ohne Zweifel von aufmerksamer und mitfühlender Berührung beglückt wären. Selbst wenn Sie sich entschließen, sich vollberuflich dieser Aufgabe zu widmen oder Ihre gesamte Freizeit als freiwilliger Helfer oder als ehrenamtliche Helferin zur Verfügung zu stellen, um in Krankenhäusern und Pflegeeinrichtungen den Kranken und Alten zu helfen, so erreichen Sie doch nur eine kleine Anzahl von ihnen. Wenn Sie Ihre eigenen Bedürfnisse verleugnen, können Sie weniger gut und viel mit immer weniger Menschen arbeiten.

Es ist eine große Herausforderung, Menschen zu begleiten, die in Krisen stecken oder sehr viel Schmerz erleiden oder ungeheuer viel Streß und Angst aushalten müssen. Es erfordert Konzentration. Dazu müssen wir unsere Aufmerksamkeit sammeln und unser Herz öffnen. Diese Aufgabe verlangt außerdem, daß wir über unsere Grenzen und Einschränkungen hinauswachsen, über das hinausgehen, wozu wir uns im allgemeinen für fähig halten, damit wir in der Gegenwart eines Mitmenschen, der weit über seine gewohnten Grenzen gestoßen wird, präsent bleiben können. Unserem eigenen Schmerz müssen wir dabei mit Wohlwollen begegnen, um den Schmerz und das Leid der anderen annehmen zu können. Wollen wir anderen effektiv helfen, müssen wir unser Mitgefühl uns selbst zuwenden können.

»Achten Sie auf sich genausogut wie auf Ihre Patienten«, ermahnt eine Thanatologin und Krankenschwester. Das heißt, daß wir uns selbst genauso aufmerksam begegnen müssen wie den Menschen, denen wir durch heilsame Berührung beistehen. Lernen Sie, sich selbst zu trösten, zu nähren, zu loben und zu vergeben. Achten Sie auf die Zeichen, die ein Ungleichgewicht in Ihrem Leben ankünden. Ungelöste Streßsituationen können sich in Ärger, Kopfschmerzen, Magenweh, Konzentrationsschwierigkeiten und Müdigkeit niederschlagen. Zu den typischen Symptomen langandauernden Stresses gehören Schlaflosigkeit, Mangel an Interesse für angenehmen Zeitvertreib, schwindende Sexual- und/oder kreative Energie, Alkohol- und Tablettenabhängigkeit, Depression und zunehmende Empfänglichkeit für gewöhnliche Krankheiten wie Erkältungen und Grippe.

Falls Sie nahestehende Freunde oder Familienmitglieder irritieren oder besonders kritisch mit Ihnen werden, wenn Sie jeden Virus auffangen, der gerade herumschwirrt oder Sie ständig müde sind, wenn Sie zuviel ungesunde Substanzen aufnehmen, dauernd essen oder vergessen zu essen, falls Sie nicht einschlafen können oder mehr schlafen als sonst – dann ist es Zeit innezuhalten, einen Schritt zurückzutreten und hinzuschauen, was da tatsächlich abläuft. Vielleicht wollen Sie ein wenig von Ihrer Bürde loswerden oder ganz bewußt Zeit zur Entspannung haben. Vielleicht brauchen Sie Zeit, um sich Ihrer Familie oder Ihren Freunden zu widmen. Sie können nicht ständig anderen etwas geben, wenn Sie nicht Ihr eigenes Herz nähren und Ihre eigenen Energien erneuern und regenerieren.

Verbringen Sie einen Großteil Ihrer Zeit damit, andere physisch zu berühren, dann achten Sie darauf, daß auch Sie genügend berührt werden. Verabreden Sie sich mit anderen Masseusen oder Masseuren zu einem Austausch, oder lassen Sie sich von anderen Körpertherapeuten begleiten. Warten Sie nicht, bis es zuviel wird oder Sie an Schmerzen leiden, die Sie zwingen, sich Ihrem eigenen Körper zuzuwenden.

Nehmen Sie sich Zeit, um herauszufinden, was Sie für Ihr Gleichgewicht brauchen, und betrachten Sie dies dann als Ihr Projekt, indem Sie auf Gesundheit und Harmonie in Ihrem Leben hinarbeiten. Achten Sie auf gute Ernährung, machen Sie regelmäßig körperliche Übungen, entwickeln Sie eine Lebensphilosophie, die Sie trägt, und finden Sie eine produktive Weise, mit Ihren Gefühlen umzugehen – sei es in einer Gruppe, die Sie unterstützt, durch den Besuch von Kunst- oder Tanzseminaren, Einzel- oder Gruppentherapie, durch spirituelle Praktiken, Meditation, Schreiben, Malen, Musik, Bergsteigen oder was auch immer sich für Sie am besten eignet. Ich kenne eine Hospizhelferin, die regelmäßig zum Strand geht. Sie sagt, sie übergebe dem Ozean ihre Tränen und fühle sich beruhigt und aufgetankt, wenn sie vom Meer zurückkomme. »Ausgebrannt« – das hört man heutzutage oft, besonders in professionellen Kreisen. Dieser Begriff bezieht sich auf einen Zustand des Erschöpftseins oder der Überwältigung. Er bedeutet, daß man die Energie aufgebraucht, verbrannt hat. Evelyn Baulch bezeichnet mit ausgebrannt (burn out) »einen Bankrott Ihrer physischen, emotionalen und spirituellen Bankkonten«. Um im Gleichgewicht zu bleiben, sagt sie, bedürfe es vieler Depots auf der persönlichen Bank, auf die wir uns zurückziehen können. Der Vorsitzende der Abteilung für Beratende Psychologie an der Santa Clara Universität, Dr. Dale Larson, äußert ähnliches in seiner Videoserie *The Caring Helper*, wenn er darauf hinweist, daß Streß immer dann auftaucht, wenn Anforderungen die Ressourcen ausbeuten. Als mögliche Gegenmittel, um das Ausgebranntsein zu vermeiden und dem Streß vorzubeugen, schlägt er vor: Grenzen ziehen, Übungen, Entspannung und Meditation, gute Einteilung, auf bestimmte Ziele hinarbeiten und sich ein unterstützendes Netz aufbauen.

Wenn Sie anfangen, das Gefühl zu entwickeln, nie Zeit für sich zu haben, dann entschließen Sie sich, wenigstens zehn bis fünfzehn Minuten täglich etwas für sich und die Verbesserung Ihrer körperlichen, geistigen und seelischen Gesundheit zu unternehmen. Das könnte so etwas Einfaches wie ein heißes Schaumbad am Abend sein oder jeden Morgen ein Spaziergang. Im folgenden beschreibe ich eine einfache Entspannungsmethode, die Sie vielleicht zehn Minuten täglich ausprobieren können:

1. Finden Sie einen ruhigen, friedlichen Platz, weit weg von Telefon und anderen Ablenkungen.
2. Machen Sie es sich in einer Sitzhaltung bequem.
3. Schließen Sie die Augen.
4. Atmen Sie langsam und tief durch Ihre Nase ein, und atmen Sie langsam durch Ihren Mund aus, indem Sie die Luft ausblasen.
5. Entspannen Sie Ihren Körper (vielleicht wollen Sie zunächst die Muskeln anspannen, um sie dann wieder loszulassen und dabei die einzelnen Körperteile durchgehen).
6. Richten Sie Ihre Aufmerksamkeit auf Ihren Atem, während Sie wie gewohnt ein- und ausatmen (oder konzentrieren Sie sich auf eine andere Art, indem Sie im stillen beispielsweise Worte wie »Eins« oder »Frieden« bei jedem Ausatmen wiederholen).
7. Falls Sie abgelenkt werden, bringen Sie Ihre Aufmerksamkeit wieder auf den Atem oder das von Ihnen gewählte Wort zurück.

Sie können die Zeit, die Sie mit dieser Übung verbringen, nach und nach ausdehnen oder – wenn Sie sie entspannend finden – zweimal am Tag machen. Ich selbst widme mich dieser Übung beispielsweise in meinem Auto, wenn ich auf dem Weg zu einem Klienten bin, oder ich übe im Flugzeug und sogar in öffentlichen Toiletten. Oft genug ist es genau das, was ich brauche, um wieder munter zu werden, wenn ich mich müde und erschöpft fühle oder wenn ich mich nach einem besonders schweren Besuch wieder sammeln möchte.

Trauer und Verlust verarbeiten

Haben Sie regelmäßig mit Menschen in späteren Lebensabschnitten zu tun, bedeutet dies, daß Sie immer wieder mit Tod und Sterben konfrontiert werden. Sich mit den eigenen Gefühlen und Themen von Alter, Krankheit, Tod und Sterben zu befassen ist unerläßlich, wenn man mit älteren und/oder kranken Menschen körperlich arbeiten möchte. Es ermöglicht auch, für sich selbst so zu sorgen, daß man nachher wieder für andere dasein kann.

Arbeiten Sie sehr viel mit Alten und Schwerkranken, werden Sie durch diese Realität ganz natürlich an die Erfahrungen Ihrer inneren Prozesse herangeführt und mit Ihren eigenen Sorgen und Ängsten konfrontiert. Diese Gegenüberstellung zu dem, was unvertraut, unbequem, bedrohlich und angstauslösend ist, bietet Ihnen eine großartige Gelegenheit zu persönlichem und spirituellem Wachstum. Jedesmal, wenn Sie Ihr Herz jemand anderem öffnen und diesem Menschen erlauben, besondere Bedeutung für Sie zu erlangen, öffnen Sie sich auch dem Schmerz des Verlustes. Im Zusammenhang mit den Sitzungen heilsamer Berührung kann sich zwischen zwei Leuten oft recht schnell eine einzigartige Intimität entwickeln. Stirbt eine Person, mit der Sie, wenn auch nur für kurze Zeit, gearbeitet haben, so spüren Sie einen Verlust – sehr wahrscheinlich sogar auf verschiedenen Ebenen. Zusätzlich zu Ihrer Trauer über das Ende einer besonderen Beziehung, und zusätzlich zum Wissen, daß Sie diese Person nie mehr wiedersehen, fühlen Sie sich vielleicht plötzlich wie abgeschnitten, überflüssig oder gar nicht mehr gebraucht. Die Zeit, die Sie mit diesem Menschen täglich oder wöchentlich verbrachten, ist plötzlich leer und frei. Ihr sorgender Energiefluß zu diesem Menschen ist unterbrochen. Sie müssen durch einen Prozeß des Loslassens hindurch (möglicherweise auch von anderen Menschen, die mit dieser Person zusammen waren) und neue Wege für Ihre Energie finden.

Man wird Sie eventuell zu einem Gedenkgottesdienst einladen oder Sie zu einer Trauerfeier mit der Familie und nahen Freunden des Verstorbenen bitten. Dies wird sich für Sie zeitlich nicht immer ermöglichen lassen. Gehören Sie einer ehrenamtlichen Organisation an oder sind Sie Mitglied eines Pflegeteams, dann haben Sie wahrscheinlich in den Arbeitssitzungen die Gelegenheit, Ihre Gefühle den anderen mitzuteilen, die bereits ähnliche Situationen durchgemacht haben. Besteht für Sie keine dieser Möglichkeiten, dann suchen Sie sich einen guten Freund oder einen anderen lieben Menschen, der Ihnen gut zuhört, damit Sie Ihre Gefühle verarbeiten können.

Wollen Sie der verstorbenen Person noch etwas mitteilen, läßt sich dies auch gedanklich tun. Sie können sich auch hinsetzen und einen Brief an diesen Menschen schreiben oder einen Dialog kreieren, bis Sie das Gefühl haben, die Konversation, die Sie noch wünschten, sei beendet. Selbst wenn solche Übungen auf den ersten Blick merkwürdig erscheinen mögen – bei meiner eigenen Trauerarbeit habe ich sie als recht hilfreich empfunden.

Eine »Vollendungsübung«, die ich besonders nützlich fand, sowohl für mich selbst als auch für die Fortbildungen, die ich anderen anbiete, stammt aus der Gestalttherapie. Dazu setzen Sie sich einer anderen Person gegenüber, die für die Dauer dieser Übung jemand anderen darstellt, dem Sie noch etwas sagen möchten. Sie schauen diese Person so an, als ob sie jene andere Person wäre und teilen dann alles mit, was Sie sagen wollten. Bleiben Sie so lange dabei, bis Sie das Gefühl haben, Sie könnten nun mit diesem Menschen etwas abschließen. Für den Anfang mögen die folgenden Formulierungen hilfreich sein:

Ich bin ärgerlich, weil...
Ich bin traurig, weil...
Ich möchte dir sagen, daß...
Ich bin froh, daß...
Mit tut leid, daß...
Ich wünschte...
Ich verzeihe dir...
Ich möchte dir sagen...

Spricht man in der Ich-Form, kann man leichter über sich selbst reden und zur Wahrheit vordringen, als wenn man Behauptungen über die andere Person aufstellt. Wenn Sie niemanden finden, der sich Ihnen gegenübersetzt, können Sie ein Bild der Person aufstellen, mit der Sie sich unterhalten möchten oder sich einfach diesen Menschen auf dem Stuhl gegenübersitzend vorstellen. Vielleicht müssen Sie im Geiste die Übung täglich oder wöchentlich mit derselben Person machen, bis Sie das Gefühl haben, wirklich alles gesagt zu haben.

Diese Übung hilft Ihnen, Lebewohl zu sagen zu jemandem, für den Sie bis zum Tod gesorgt haben, sie hilft, sich von jemandem zu verabschieden, der aus Ihrem Leben gegangen ist, sie ermöglicht aber auch die Auseinandersetzung mit jemandem, mit dem Sie nur sehr schwer kommunizieren können. Eine solche Übung eignet sich bei der Verarbeitung von Veränderungen oder Verlusten jeder Art, damit man frei wird, weiterzugehen.

Manchmal hilft es, ein Gedicht zu schreiben, ein Lied zu komponieren, um etwas auszudrücken, was einen mit der verstorbenen Person verbunden hat. Auch einfach nur die eigenen Gefühle zu zeigen, kann den Prozeß des Trauerns unterstützen. Vielleicht drücken Sie sich überhaupt künstlerisch aus und malen, zeichnen oder gestalten eine Collage, eine Skulptur, um Ihren Gefühlen Raum zu geben. Solche Ausdrucksformen kann man für sich behalten oder mit der Familie oder den Freunden des verstorbenen Menschen teilen oder sie anderen Menschen aus dessen Gemeinschaft zeigen.

Wir alle müssen uns eigene Wege durch Trauma, Veränderung und Trauer bahnen. Es gibt keinen richtigen oder falschen Weg. Der Prozeß dauert so lange, wie er dauert. Bei jedem Verlust werden wir unterschiedlich reagieren. Der Tod eines bestimmten Patienten, Freundes oder Klienten kann die Erinnerung an frühere Verluste im Leben wachrufen, die wir noch nicht ganz verarbeitet haben. Dann bekommen wir erneut die Gelegenheit, in unserem Heilungsprozeß tiefer zu gehen und etwas zu integrieren. Behandeln Sie jemanden mit heilsamer Berührung, der Sie an einen verstorbenen Elternteil erinnert oder an jemand anderen, den Sie liebten, und leidet er womöglich an der gleichen Krankheit wie jemand, den sie kannten, dann wird Ihre Reaktion auf seine Krankheit und seinen Tod sehr viel emotionaler ausfallen als sonst.

Haben Sie jemanden direkt behandelt und umsorgt und stirbt diese Person, werden Sie, je nach Ihrer Beziehung zu diesem Menschen, dessen Tod und Ihren Verlust unterschiedlich stark erleben. Vielleicht können Sie Ihre Gefühle relativ schnell verarbeiten, oder aber es dauert geraume Zeit. Wichtig für Ihre geistige und seelische Gesundheit ist, daß Sie Ihre Reaktionen auf diesen Verlust anerkennen, durchleben und ausdrücken. Bitten Sie um Unterstützung, wenn nötig, und nehmen Sie sich so viel Zeit, wie Sie brauchen. Nutzen Sie all die Möglichkeiten, die Sie haben, um den Trauerprozeß zu verarbeiten. Das Leugnen der mit Trauer verbundenen Gefühle kann zu Krankheit führen und andere körperliche, geistige oder seelische Probleme verursachen.

Vor nicht allzulanger Zeit arbeitete ich mit zwei Frauen, die beide an demselben Krebs erkrankt waren. Beide Frauen befanden sich ungefähr in meinem Alter, und beide hatten Kinder im Teenageralter. Persönlichkeit und Temperament der Frauen waren sehr unterschiedlich, und ich mochte beide. Ich hatte jede dieser Frauen erst wenige Monate gesehen, als eine von ihnen starb. Am nächsten Tag besuchte ich sofort die andere Frau und ihren Mann, und zwar außerhalb der Besuchstermine, weil ich das Gefühl hatte, daß auch sie bald sterben könnte. Als ich mich an diesem Tag auf den Heimweg machte, verfuhr ich mich ein paarmal, landete in einer Sackgasse und wäre beinahe noch auf einen Riesenlastwagen geprallt! Beim Nachhausekommen schaltete ich sofort den Fernseher ein und aß ohne Unterbrechung. Später am Abend verhielt ich mich meinem Mann und meinen Kindern gegenüber sehr gereizt. Ich bekam heftige Kopfschmerzen und konnte nicht herausfinden, warum ich so müde war!

Schließlich erkannte ich, daß ich alles mögliche unternahm, um nur ja nicht Ärger und Trauer zu spüren, die ich fühlte – denn ich erregte mich über die Ungerechtigkeit einer solchen Krankheit, die Frauen mitten aus ihrem Leben und von ihren Familien wegriß. Mir brach das Herz für die Tochter jener Frau, die am Vortag gestorben war; mir taten ihr Mann, ein Wissenschaftler, leid, ihre trauernden Eltern und ihre jüngere Schwester – all diejenigen, die ihrer Krankheit so hilflos gegenübergestanden hatten, kamen mir in den Sinn. Ich fühlte den Schmerz der Frau, die im Sterben lag, die mit ihrem Tod so direkt konfrontiert wurde; ich dachte an die Frau, die ich berührt hatte, mit der ich früher lachte und weinte. Diese Frau war sechs Jahre jünger als ich, und ich hatte ein Kind im Vorschulalter! Solche Tatsachen machten mir angst. Ich fühlte mich bedroht und verletzlich. Sobald ich jedoch all meinen Gefühlen erlaubte, hervorzukommen, konnte ich meinen Ärger und meine Tränen loslassen und mein Herz der Angst vor der Verletzlichkeit öffnen. Und damit schwanden auch mein Kopfweh und die Müdigkeit.

In dem Ausmaß, wie Sie Ihre Trauer annehmen, ins Bewußtsein holen und ausdrücken können, wird sie sich auflösen. Was auch immer Sie durch Ihre Erfahrung gelernt haben, was auch immer Sie in der Begegnung mit einem bestimmten Menschen erfahren haben – es kann nun in Ihr Leben integriert werden. Ihre Beziehung zu diesem Menschen wird Ihre Arbeit mit anderen bereichern.

Sie werden es schwierig finden, sich mit dem Unwohlsein anderer, seien es physische Schmerzen oder geistige Agonie, auseinanderzusetzen, wenn Sie sich selbst der Möglichkeit einer solchen Situation nicht gestellt haben. Sobald Sie fähig sind, Ihre eigenen Ängste und Sorgen über Altern, Krankheit, Tod und Sterben wahrzunehmen und zu akzeptieren, werden Sie auch andere im Annehmen und Konfrontieren der eigenen Ängste unterstützen können.

Die Tempelglocke verstummt
Doch schwingt der Ton weiter
durch die Blüten

Basho

8

Beispiele heilsamer Berührung

Das Geschenk des Lebens ... ist nicht weniger schön, wenn es von Krankheit und Schwäche begleitet wird ... geistigen oder körperlichen Behinderungen, Einsamkeit oder hohem Alter. Tatsächlich gewinnt das Menschenleben in Zeiten, da es unserer besonderen Sorge, Pflege und Achtung bedarf, eigenen Glanz.

Kardinal Terence Cooke

Die Fotografien in diesem Kapitel des Buches stehen ohne Kommentar und Erklärung für sich. Die dargestellte Person wird lediglich mit ihrem Vornamen genannt. Die Fotos sollen zeigen, wie spezielle Techniken heilsamer Berührung, die wir in den vorangegangenen Kapiteln besprachen, in verschiedenen Situationen mit unterschiedlichen Menschen angewandt werden. Die Fotos wurden während der Sitzungen heilsamer Berührung aufgenommen und nicht gestellt.

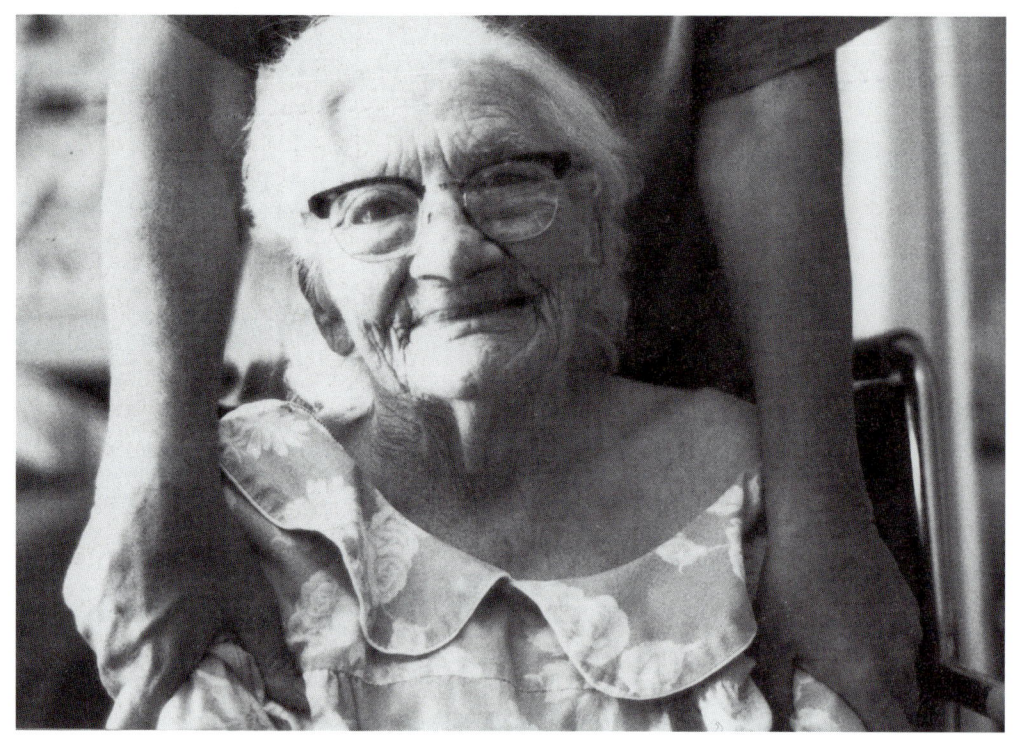

Anna

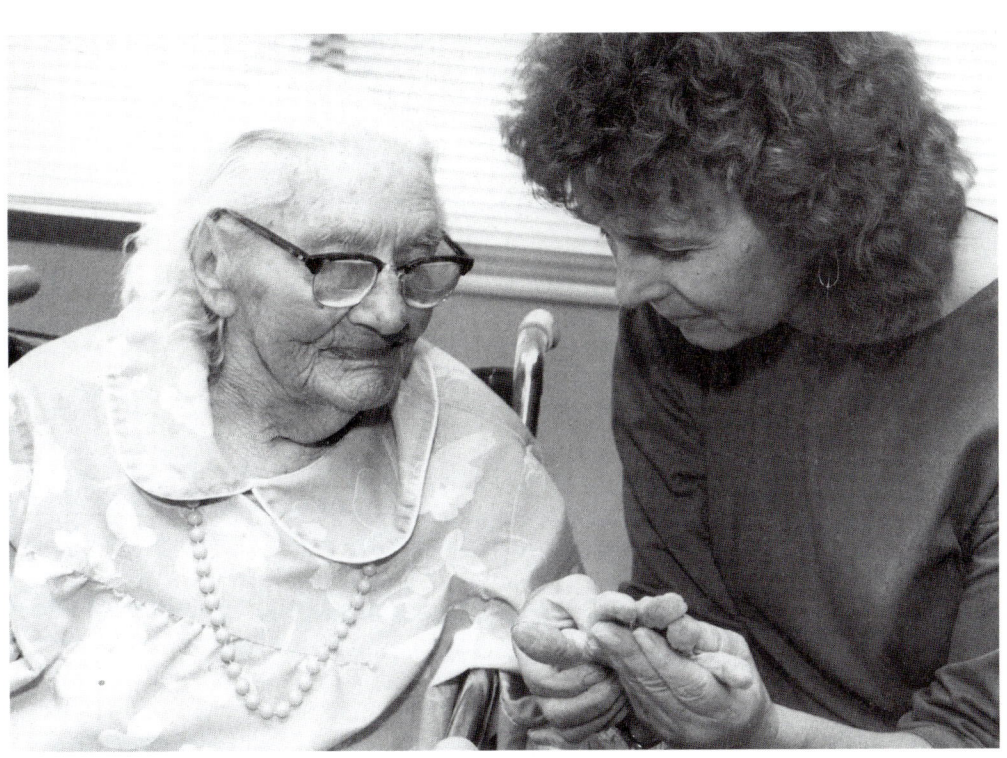

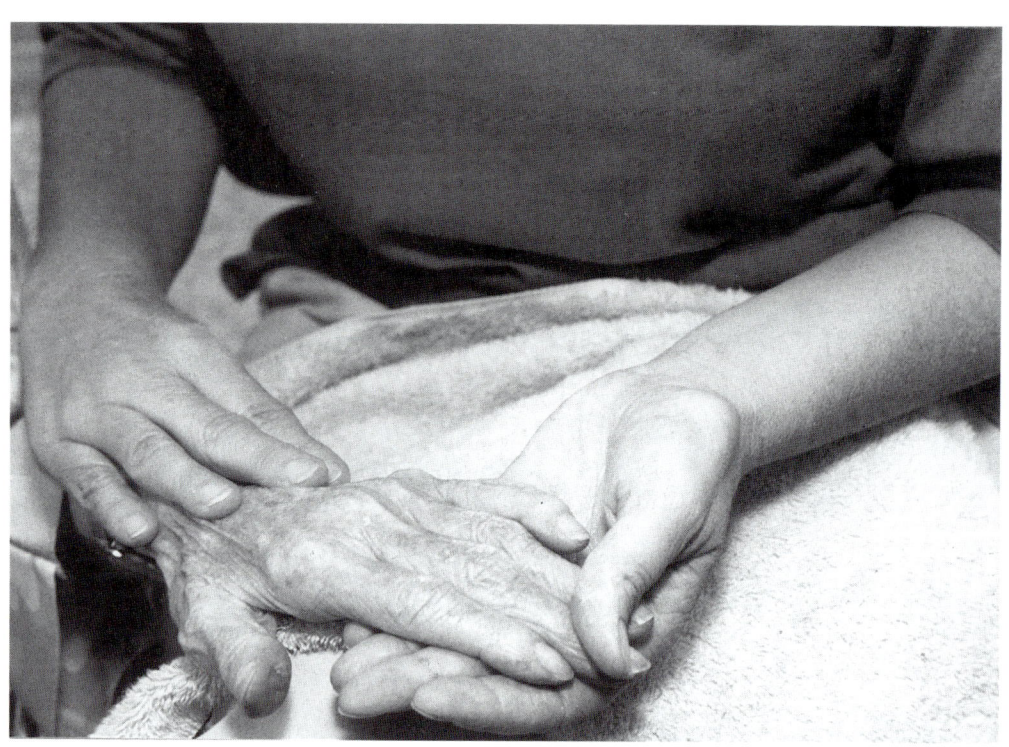

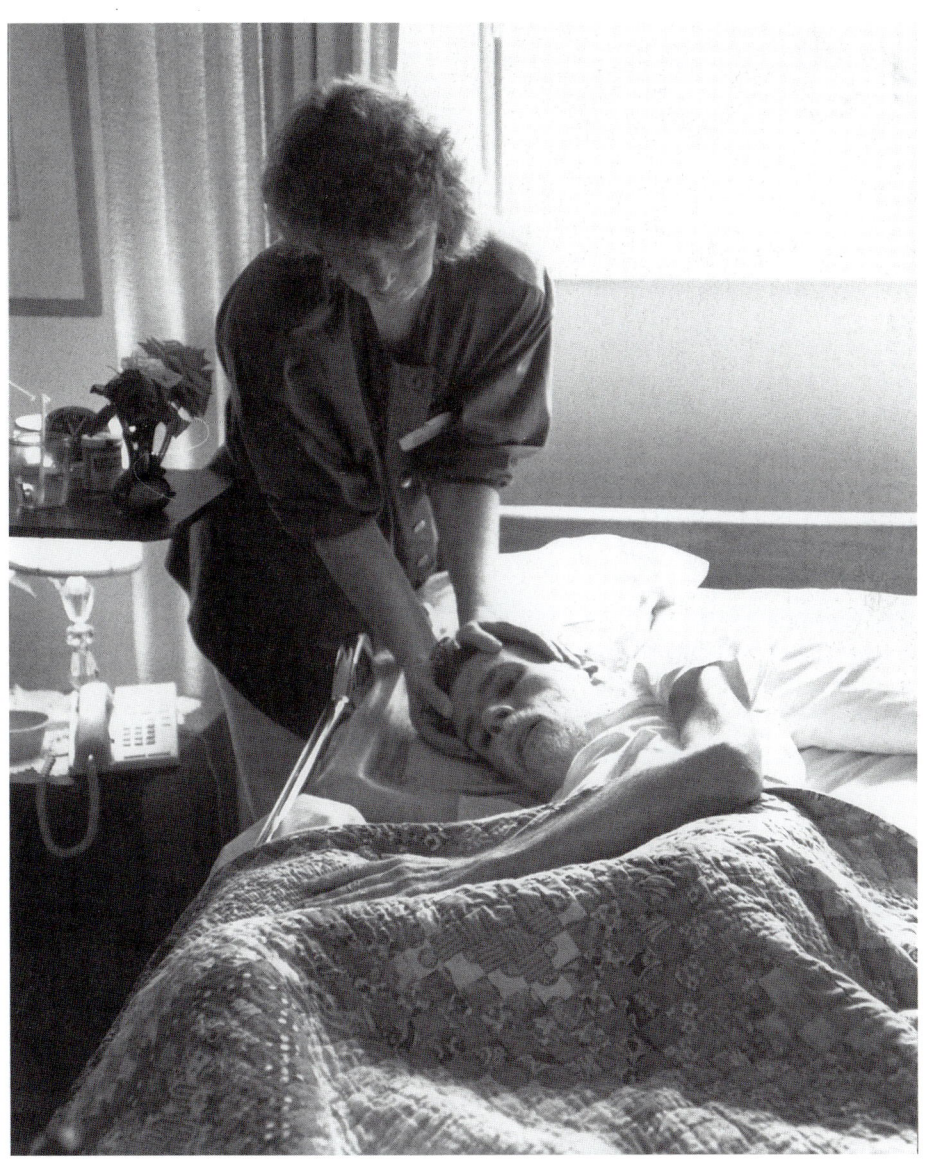

Robert

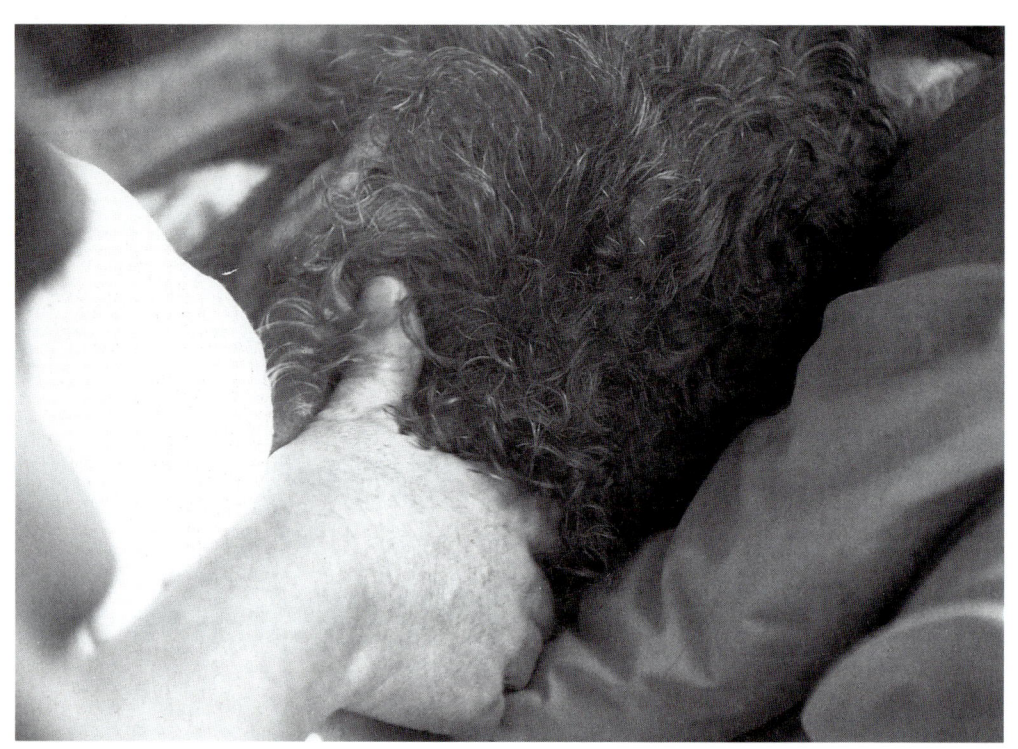

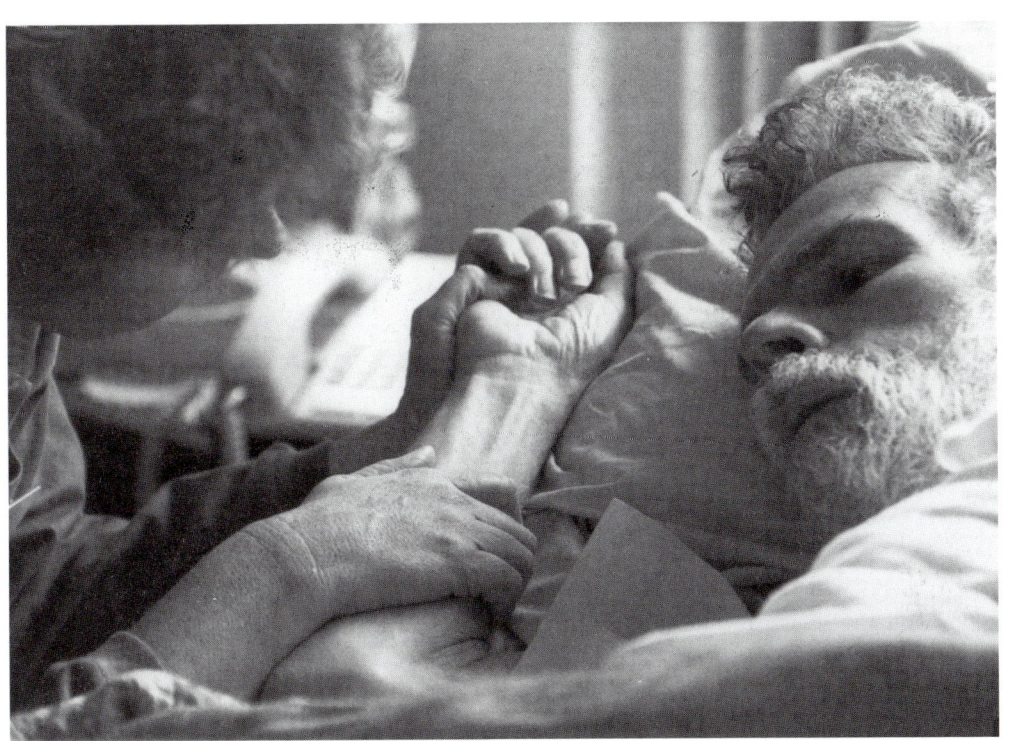

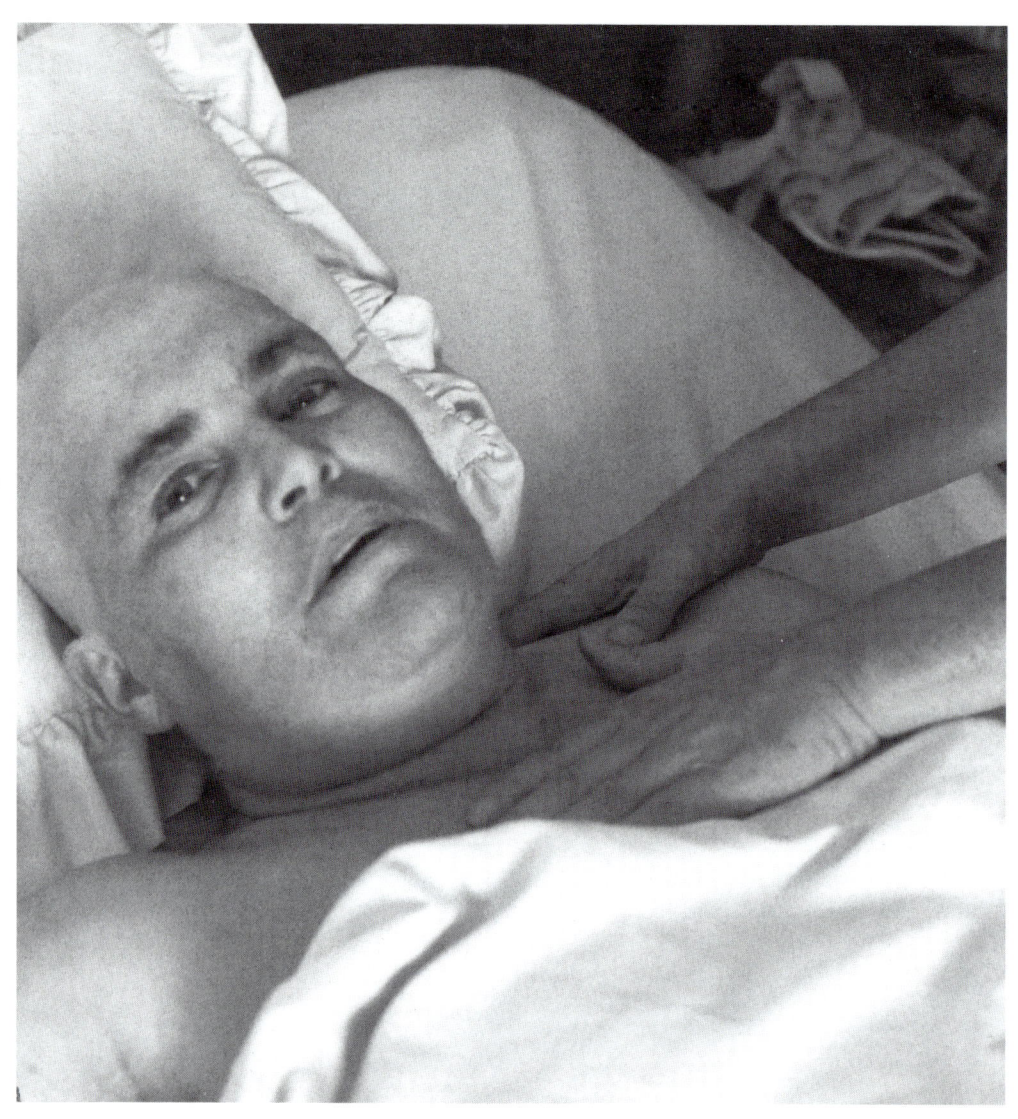

Gayle

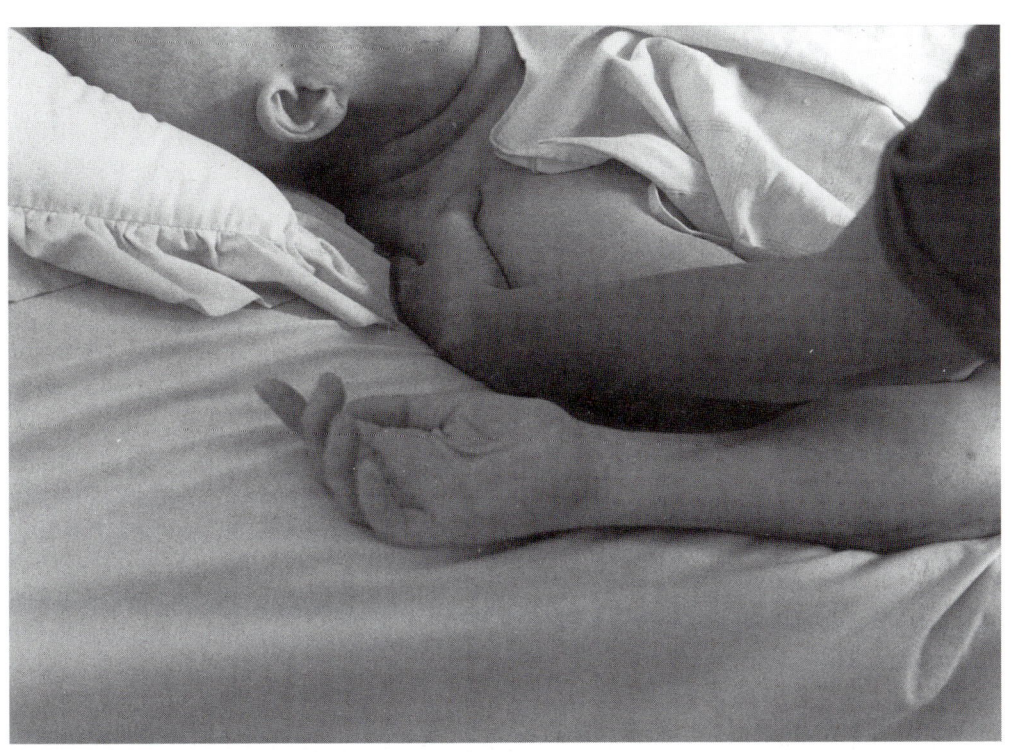

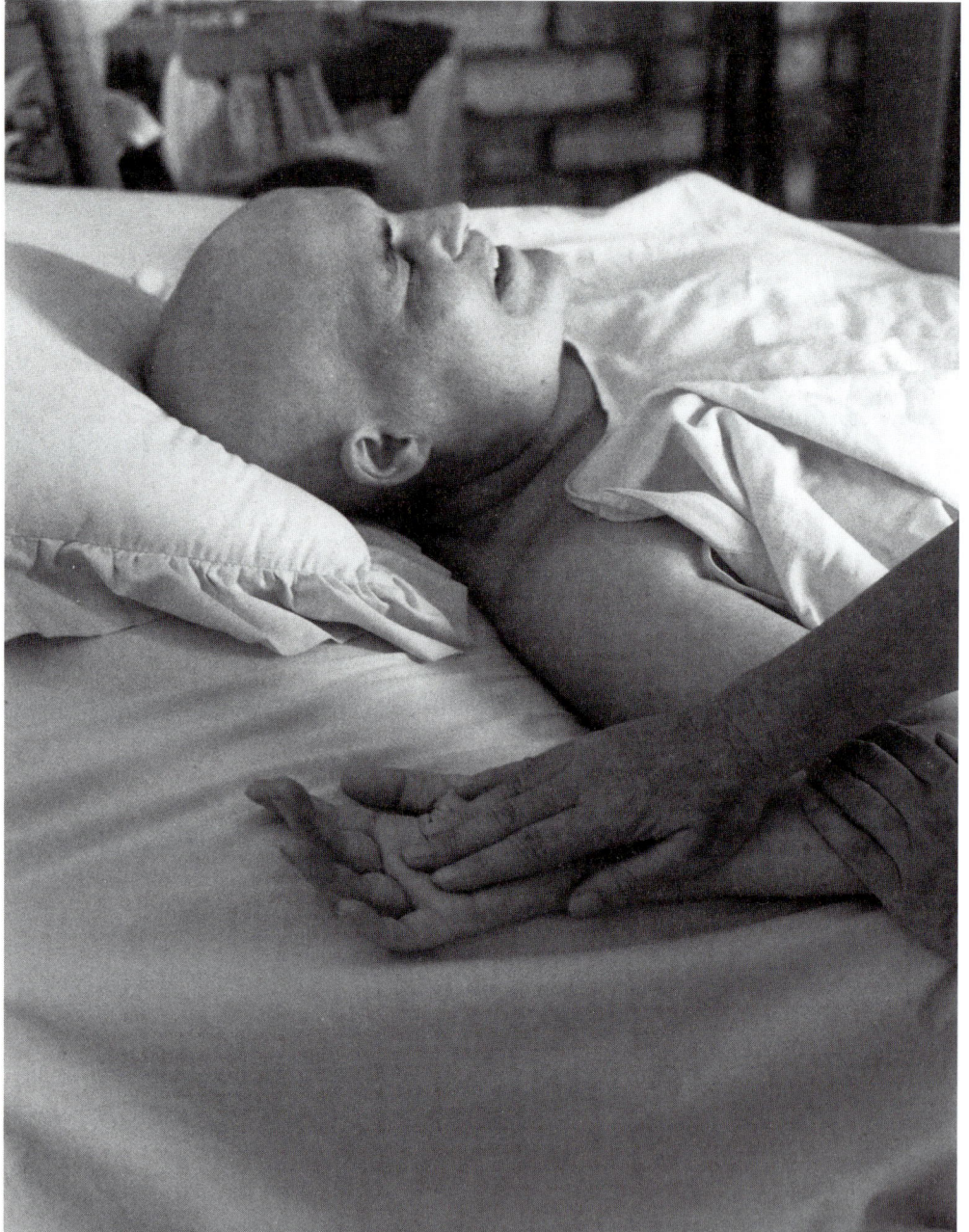

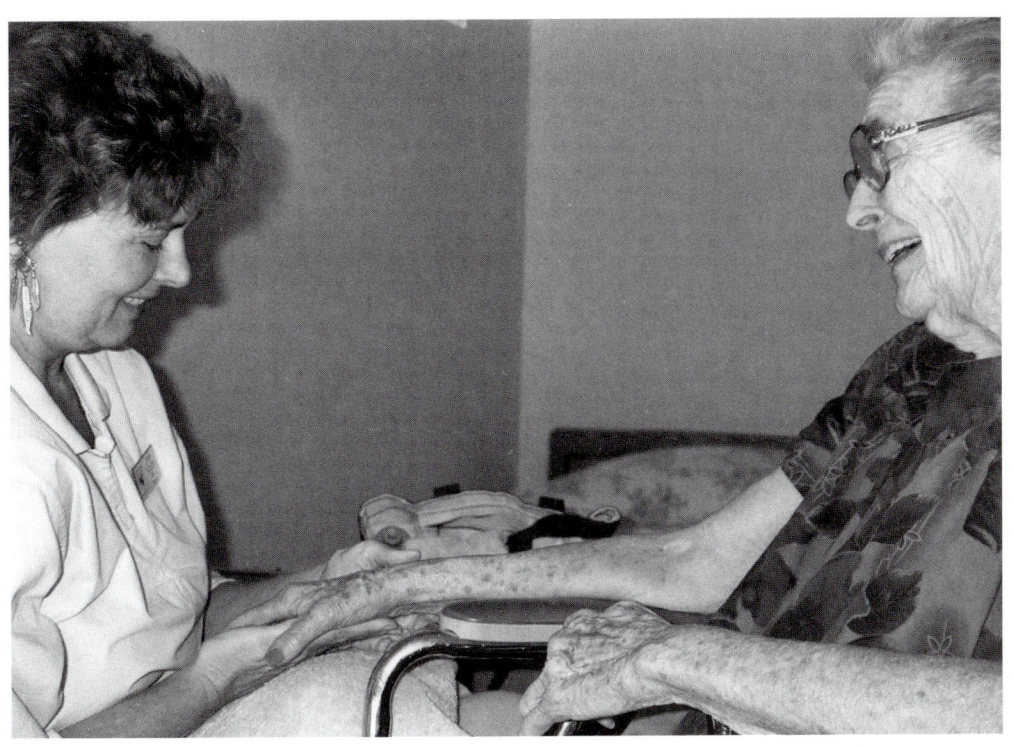

Adelle

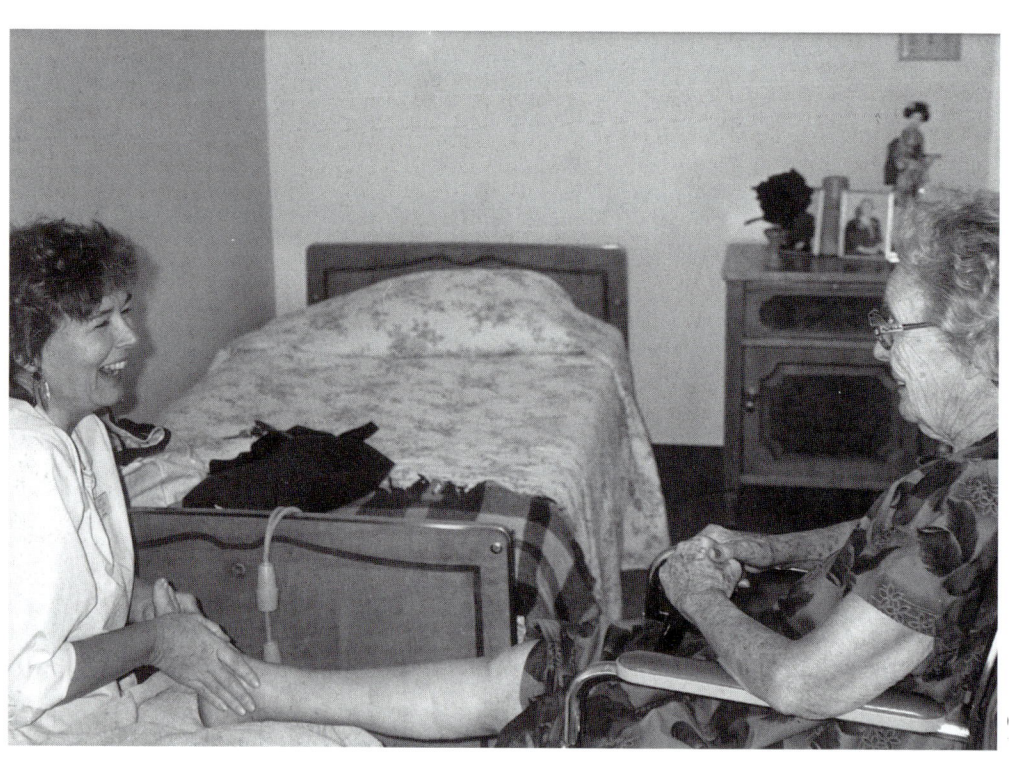

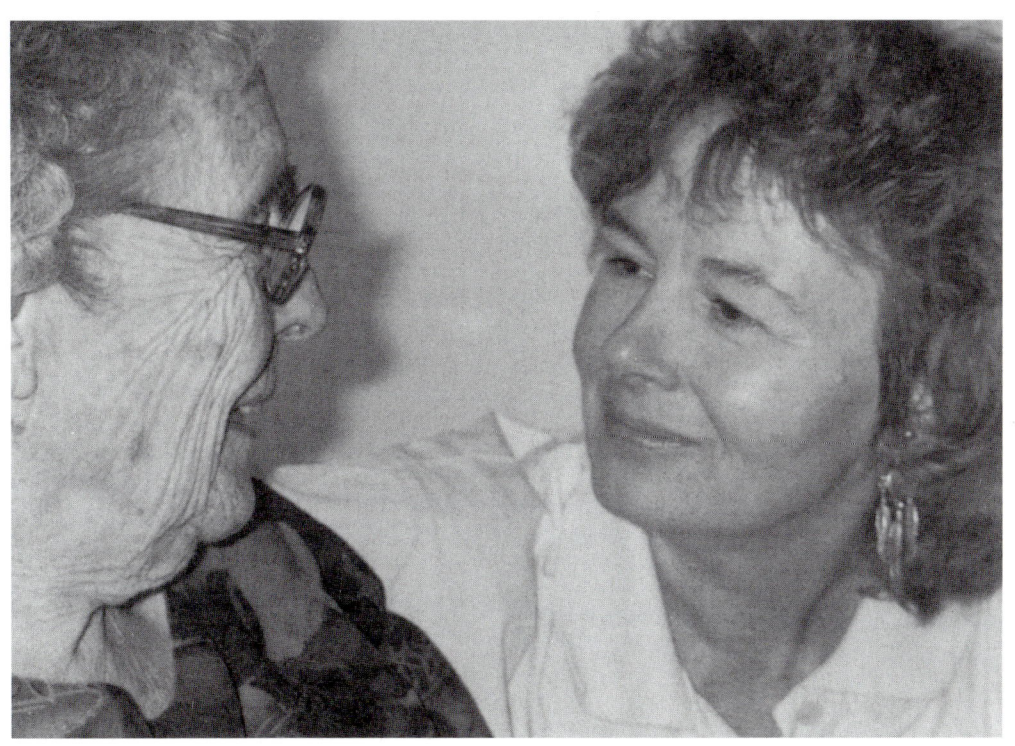

Anhang I

Anzeichen nahenden Todes und angemessene Reaktionen

Nachfolgend finden Sie Merkmale und Charakteristika, die bei einem Menschen anzutreffen sind, der in den nächsten Tagen, Stunden oder Minuten sterben wird. Die beschriebenen Anzeichen treffen nicht immer zu, treten vielleicht auch gar nicht auf.

1. Die Körperextremitäten fühlen sich kalt an und können aufgrund schlechter Durchblutung bläulich anlaufen. Die Person beklagt sich vielleicht über Kältegefühl.

Benutzen Sie die Technik aus der heilsamen Berührung, die Sie für angemessen halten oder die vom Betreffenden gewünscht wird. Arbeiten Sie über der Decke, oder greifen Sie zum Massieren darunter, um dem Menschen die Wärme zu lassen.

2. Die Schlafdauer nimmt möglicherweise zu, und aufgrund der Veränderungen im Stoffwechsel kann das Aufwachen schwerfallen.

Gehen Sie davon aus, daß die Person alles hört, was gesagt wird und auch weiterhin Schmerz empfindet. Wenden Sie die angemessenen Techniken heilsamer Berührung an. Setzen Sie sich still zu diesem Menschen. Praktizieren Sie die Meditation der gemeinsamen Atmung aus Kapitel 6.

3. Durch einen veränderten Stoffwechsel werden auch Orientierungslosigkeit und Schwierigkeiten im Erkennen von Personen, Zeit oder Ort hervorgerufen.

Bleiben Sie ruhig und sicher für den Betreffenden präsent. Nehmen Sie physischen und verbalen Kontakt auf. Sagen Sie dem Menschen, wer Sie sind, wer er oder sie selbst ist, und nennen Sie auch die Namen der anderen Anwesenden.

4. Das Bedürfnis nach Essen und Trinken verringert sich, der Körper wird schwächer und beginnt, sparsam mit Energie umzugehen.

Drängen Sie dem Betreffenden weder Essen noch Trinken auf. Gehen Sie auf Bitten ein. Nehmen Sie die Situation so an, wie sie ist. Der Körperkontakt sollte sanft sein.

5. Inkontinenz (die Unfähigkeit zur Kontrolle der Blasen- und Darmfunktionen). Aufgrund der nachlassenden Tätigkeit der Nieren kann der Urin dunkel und weniger werden.

Unterstützen Sie bei Bedarf die Hygiene. Seien Sie einfühlsam mit körperlicher und verbaler Rückmeldung. Bleiben Sie zentriert, ruhig und präsent.

6. Unruhe, unwillkürliche Handbewegungen und Halluzinationen können auftauchen, die teilweise auf verminderter Sauerstoffaufnahme des Gehirns und verändertem Stoffwechsel des Körpers beruhen. Bei Hingabe oder Akzeptanz des Todes können Visionen entstehen.

Nehmen Sie an, was auch immer die Person sagt, hört oder tut. Denken Sie daran: Annehmen heißt nicht notwendigerweise zuzustimmen. Bleiben Sie in Körperkontakt. Teilen Sie auch verbal Ihre Anwesenheit mit. Bleiben Sie empfänglich und offen für den Betreffenden.

7. Unregelmäßige Atemmuster mit Atempausen von 10 bis 30 Sekunden treten auf, wenn der Kreislauf absinkt und der Körper Abbaustoffe ansammelt.

Atmen Sie mit dem anderen. Halten Sie wenn möglich Augen- und Körperkontakt. Bleiben Sie in jedem Moment aufmerksam und offen für alles, was sich auftut.

8. *Im hinteren Rachenraum sammelt sich Speichel, weil weniger Flüssigkeiten aufgenommen werden, die Schwäche zunimmt und eine normale Speichelproduktion nicht mehr abgehustet oder geschluckt werden kann. Dies führt möglicherweise zu einem lauten, verstopft klingenden oder gurgelnden Geräusch, das manchmal auch »Todesrasseln« genannt wird.*

Drehen Sie die Person sanft zur Seite, stützen Sie den Rücken mit Kissen, und legen Sie etwas unter das Kinn, um Sekrete aufzufangen. Oder geben Sie ein Kissen unter den Kopf der Person, damit sie etwas höher liegt. Ein Luftbefeuchter kann hilfreich sein. Bleiben Sie aufmerksam im Kontakt mit dem anderen.

Anhang II

Körperliche Veränderungen bei Sterben und Tod

1. *Anzeichen des Todes sind:*
Atemstillstand
Keine Bewegung
Kein wahrnehmbarer Herzschlag oder Puls
Keine Reaktion auf verbalen oder physischen Kontakt
Leicht geöffnete Augenlider, wobei die Augen auf einen Punkt fixiert sind
Entspannter Kiefer, so daß der Mund leicht geöffnet bleibt
Vollständiger Verlust der Kontrolle von Blase und/oder Darm

2. Der *Rigor mortis* (Muskel- oder Leichenstarre) beginnt zwei bis vier Stunden nach dem Tod. Die Kontraktion der Muskelfasern, die die Gelenke unbeweglich machen, vollzieht sich zunächst bei den unwillkürlichen Muskeln, beim Herz, dem Verdauungstrakt, der Blase und den Arterien. Sie erfaßt dann die willkürlichen Muskeln des Kopfes und des Halses und geht dann über zum Rumpf und zu den unteren Extremitäten. Der *Rigor mortis* schreitet fort, bis er die volle Stärke ungefähr 48 Stunden nach dem Tod erreicht.

3. Der *Algor mortis* oder das Auskühlen des Körpers ist die zweite wahrnehmbare Veränderung des Körpers nach dem Tod. Mit dem Ende der Zirkulation hören auch die Körperflüssigkeiten auf, sich zu bewegen und stocken. Die innere Körpertemperatur fällt um ungefähr ein Grad pro Stunde. Die Körpertemperatur sinkt bis auf Zimmertemperatur ab, so daß die Haut sich kalt anfühlt.

4. *Zerfall.* Die dritte große Veränderung nach dem Kreislaufstillstand ist der Zerfall, der sich als Weichwerden des Gewebes äußert und die Haut entfärbt, so daß sie gesprenkelt oder bläulich erscheint.

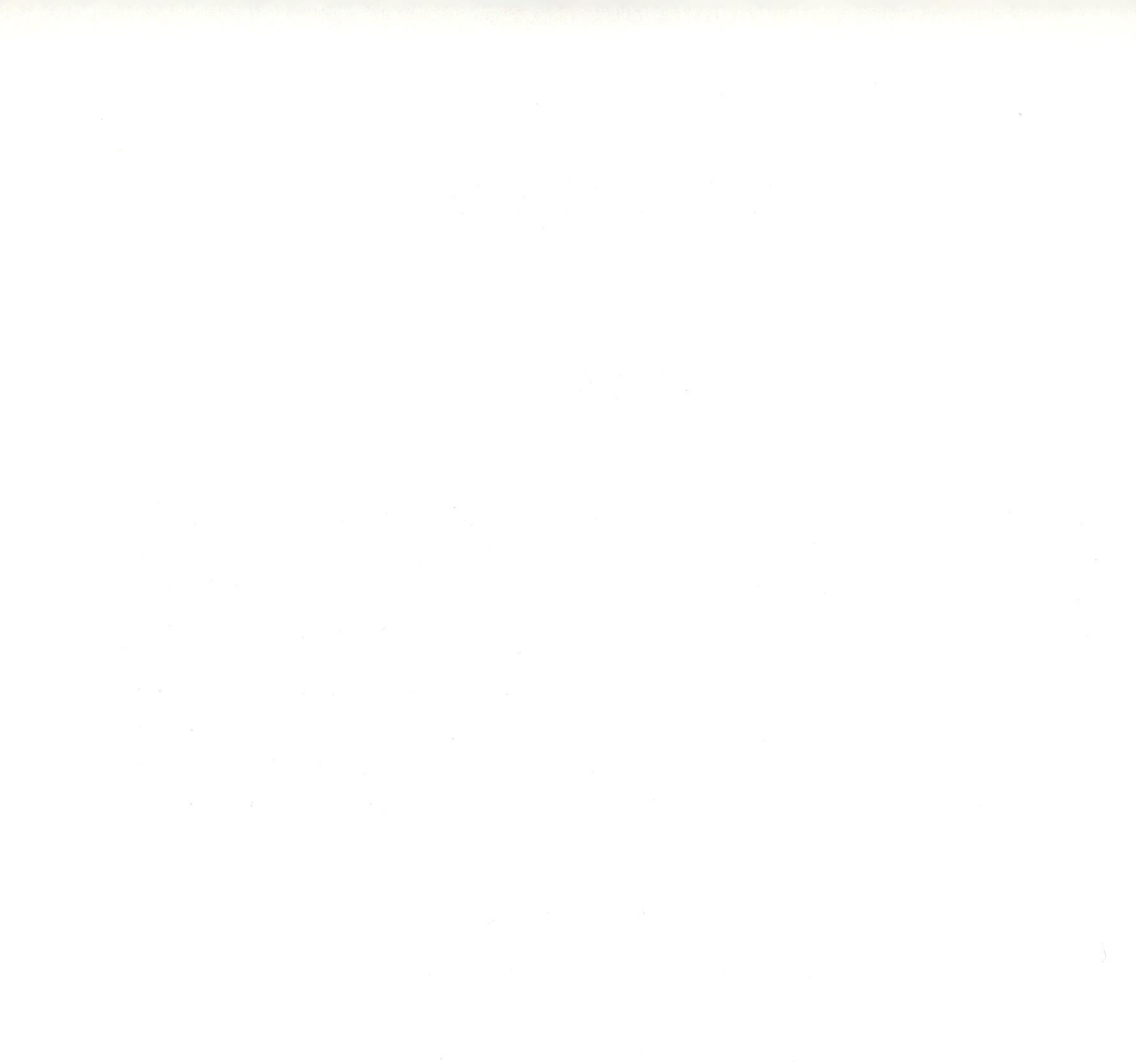

Anhang III

Literatur

Meines Wissens gibt es keine Bücher, die sich ausschließlich mit therapeutischer Massage für Ältere und Kranke befassen oder das aufmerksame Berühren der Sterbenden behandeln. Diese besondere Art der Fürsorge wird oft vernachlässigt oder in Büchern über geriatrische oder Langzeitpflege nur kurz abgehandelt. Man findet ein paar Artikel zu diesem Thema, doch sie sind kaum in großer Zahl vorhanden und auch nicht leicht zugänglich. Dieser Anhang enthält eine Liste von Büchern und anderen Materialien, die ich benutzt habe und die ich für meine Praxis therapeutischer Massage, des Lehrens oder für die persönliche Entwicklung hilfreich fand, da sie einen Bezug zur Gestaltung der heilsamen Berührung haben.

Bücher über Massage und verwandte Gebiete

Downing, George: *Massage und Meditation*. Goldmann, München 1989.
Eines der ersten und immer noch besten Bücher über Massage. Zwar werden Ältere und Kranke nicht besonders erwähnt, doch führt der Autor auf ausgezeichnete Art in die allgemeinen Techniken der Massage zur Entspannung und Streßreduzierung ein.

Montague, Ashley: *Körperkontakt. Die Bedeutung der Haut für die Entwicklung des Menschen*. Klett-Cotta, Stuttgart 1995.
Dieser Klassiker ist ein einzigartiges, gut dokumentiertes und faszinierendes Buch über die Bedeutung der Berührung für die menschliche Entwicklung. Es behandelt die Beziehung zwischen Haut und Berührung sowie den Einfluß auf körper-

liche und geistige Gesundheit. In einem nachdenklich stimmenden Kapitel wird die Berührung älterer Menschen dargestellt.

Thomas, Sara: *Massage bei Beschwerden. Schmerzen lindern von Kopf bis Fuß.* Mosaik, München 1989.
Ein äußerst durchdachtes und gut gestaltetes Buch mit klaren Instruktionen darüber, wie Massage die Gesundheit fördern und bei bestimmten körperlichen Problemen helfen kann. Wunderschöne Fotos und Illustrationen unterstreichen die Klarheit des Textes.

Altern und Alterspflege

Billig, Nathan: *Depressionen im Alter – Früherkennung und Behandlung.* Fischer, Frankfurt/Main 1994.
Ein nützliches, informatives Buch für alle, die mit Alten arbeiten. Es erklärt, warum Depressionen bei alten Menschen so verbreitet sind; es weist auf die Anzeichen von Depression hin und zeigt auf, wie man mit Depressiven umgehen kann; gibt auch Hinweise darauf, wie Depressionen meist behandelt werden.

Thompson, M. Keith: *Altenpflege in der Familie. Praktische Tips für die Betreuung zu Hause.* Hippokrates, Stuttgart 1988.
Ein praktisches und informatives Buch mit vielen Hinweisen über die Pflege von und den Umgang mit älteren Menschen. Einige der speziellen Themen und Herausforderungen des Alters auf der körperlichen wie auch der geistigen Ebene werden angesprochen.

Tod und Sterben

Callanan, Maggie/Kelly, Patricia: *Mit Würde aus dem Leben gehen. Ein Ratgeber für die Begleitung Sterbender.* Droemer Knaur, München 1993.
Ein praktisches und erhellendes Buch, voller Mitgefühl und Einsichten, hilfreich und ermutigend für alle, die mit Sterbenden arbeiten – ein wahres Schatzkästlein

für alle Pflegenden. Von zwei Hospiz-Schwestern geschrieben, hilft dieses Buch dem Lesenden beim Verständnis der besonderen Bedürfnisse von Sterbenden. Es zeigt, wie man mit denen, die kurz vor dem Tod stehen, am besten kommuniziert und wie man sich den besonderen Gaben dieser Menschen öffnet.

Kübler-Ross, Elisabeth: *AIDS. Herausforderung zur Menschlichkeit.* Kreuz, Stuttgart 1988.
Elisabeth Kübler-Ross arbeitete fast ihr ganzes Leben lang mit Schwerkranken aller Altersstufen und befaßte sich mit den Bedürfnissen, Sorgen und Ängsten jener Menschen, die am Ende ihres Lebens stehen. Dieses einzigartige Buch fordert heraus, inspiriert und erzieht den Leser, sich mit den verschiedenen Aspekten der wohl größten Gesundheitskrise unserer Welt – der AIDS-Epidemie – auseinanderzusetzen.

Kübler-Ross, Elisabeth: *Leben bis wir Abschied nehmen.* Gütersloher Verlagshaus, Gütersloh 1991.
Ein zutiefst bewegendes und mitfühlendes Werk mit nachdenklich stimmenden Texten, Bildern von Menschen verschiedenen Alters, die unser Herz öffnen. Es zeigt Todkranke mit ihren geliebten Menschen, mit freiwilligen HelferInnen, FreundInnen und wie sie mit der lebensbedrohenden Krankheit umgehen. Das Buch ist intim, positiv und machtvoll beredt.

Levine, Stephen: *Sein lassen. Heilung im Leben und im Sterben.* Context, Bielefeld 1992.
Denkanstöße und Fragen zur wahren Natur des Heilens werden in diesem mitfühlenden Führer neben Techniken zur Arbeit mit Schmerz und Trauer gegeben. Es geht dabei um die Entwicklung barmherziger Achtsamkeit uns selbst wie auch anderen gegenüber.

Levine, Stephen: *Schritte zum Erwachen.* Context, Bielefeld 1994.
Drei Jahre lang boten Levine und seine Frau einen freien Telefondienst für »Todkranke und diejenigen, die mit ihnen arbeiten« an. In diesem Buch werden einige dieser Gespräche wiedergegeben. Die Dialoge sind intim, bewegend und erhellend.

Levine, Stephen: *Wer stirbt? Wege durch den Tod.* Context, Bielefeld, o.J.
In diesem Buch geht es genau um das, was der Titel ausdrückt. Lesen Sie es mit
offenem Verstand und weitem Herzen – es kann die Perspektiven und Ansichten
über Leben und Sterben bedeutend verändern. Eine wesentliche, doch nicht
leichte Lektüre für alle, die sich mit Leben und Tod befassen.

Trauer und Verlust

Childs-Gowell, Elaine: *Heilungsrituale. Aktive Hilfen zum Akzeptieren und
Überwinden von Schmerz und Verlust.* Edition Tramontane, St. Goar 1994.
Ein sanftes Buch mit einfachen Übungen und Techniken, um sich mit Verlusten
jeder Art zu befassen. Ein Schatzkästlein für den Heilungs- und Integrationspro-
zeß!

Unterstützung der Pflegenden

Mace, Nancy L./Rabins, Peter V.: *Der 36-Stunden-Tag. Die Pflege des verwirrten älteren Menschen, speziell des Alzheimer-Kranken.* Hans Huber, Bern 1991.
Dieses Buch enthält eine Fülle klarer Informationen, die die Charakteristika von
Demenz-Krankheiten aufzeigen und Wege öffnen, um mit Betroffenen umzugehen. Zu den neuesten Untersuchungen über alle Formen der Demenz gibt es
zusätzlich wertvolle praktische Tips und Hinweise. Von mehr als einer Schwester
oder einem Pfleger hörte ich: »Dieses Buch hat mein Leben gerettet!«

Selbsthilfe

Gach, Michael Reed: *Aku-Yoga. Gesund durch freien Fluß der Lebenskräfte.
Ein praktisches Übungsbuch.* Kösel, München 1991.
Eines der besten Selbsthilfe-Bücher, die ich kenne! Für alle, die nach einem
gesunden und ausgeglichenen Leben streben. Dieses Buch vermittelt die alte

Kunst der Fingerdruckmassagen und des Yoga. Einfache Techniken werden dargestellt, um verschiedene Leiden zu beheben oder zu lindern. Fotos und Zeichnungen ergänzen das Buch.

Weil, Andrew: *Natürliche Gesundheit – natürliche Medizin.* Econ, Düsseldorf 1993.
Dr. Weil, der selbst als Arzt arbeitet und insbesondere die Naturmedizin propagiert, hat hier die Selbsthilfe als legitime Alternative zur konventionellen medizinischen Behandlung dargestellt. Er bietet eine Fülle an Informationen in praktischer, klarer und lesbarer Sprache an, so daß ein äußerst nützlicher Gesundheitsführer vorliegt. Als wertvolle Quelle zur Gesunderhaltung zeigt das Buch besondere Maßnahmen zum Schutz des Immunsystems und zur Vermeidung schwächender Krankheiten auf.

Carlson, Richard/Shield, Benjamin (Hrsg.): *Was ist heilen? Berühmte Heilerinnen und Heiler antworten.* Goldmann, München 1994.
Eine Anthologie mit Aufsätzen von fast 40 verschiedenen bekannten, nicht schulmedizinischen HeilerInnen, die den Kern des Heilens aus unterschiedlichen Blickpunkten beleuchten. Zu den Themen gehören: Liebe als Heilkraft, die Wirkungen heilender Beziehungen, die Kraft des inneren Heilers, Heilen und Tod und welchen Verlauf das Heilen nimmt.

Weitere nützliche Bücher zum Thema aus dem englisch-amerikanischen Sprachraum, die zum Teil noch nicht übersetzt wurden:

Ahn, Jung/Ferguson, Gary: *Recovering from a Stroke: A Doctor's Guide for Patients and Their Loved Ones.* Harper Paperbacks, New York, 1992.
Baulch, Evelyn M.: *Extended Health Care at Home.* Celestial Arts, Berkeley/CA 1988.
Benson, Herbert: *The Relaxation Response.* W.H. Morrow, New York 1975.
Deane, Barbara: *Caring for Your Aging Parents*, NavPress, Colorado Springs 1989.
DeLong Miller, Roberta: *Psychic Massage.* Harper & Row, New York 1975.

Donnelley, Nina Herrmann: *I Never Know What to Say: How to Help Your Family and Friends Cope with Tragedy*, Ballentine Books, New York 1987.

Gach, Michael Reed: *Arthritis Relief at Your Fingertips*. Warner Books, New York 1989. (Zusätzlich Kassetten erhältlich)

Hamilton, Michael/Reid, Helen (Hrsg.): The Hospice Handbook: A New Way to Care For the Dying. William Erdmans Publishing, Grand Rapids/MI 1980.

Juhan, Deane: *Körperarbeit. Die Soma-Psyche-Verbindung*. Droemer Knaur, München 1992.

Kayser-Jones, Jeanie Schmit: *Old, Alone and Neglected: Care of the Aged in the United States and Scotland*. University of California Press, Berkeley 1981 (Epilog 1990).

Krieger, Dolores: *Therapeutic Touch – Die Heilkraft unserer Hände*. Bauer, Freiburg 1995.

Little, Deborah Whiting: *Home Care for the Dying*. Doubleday, Garden City/NY 1985.

Miesler, Dietrich W.: *Geriatric Massage Techniques*. Day-break Productions, Guerneville/CA 1990.

Miller, Carol A.: *Nursing Care of Older Adults: Theory and Practice*. Scott, Foresman/Little Brown High Education, Glenview/IL 1990.

RamDass/Gorman, Paul: *Wie kann ich helfen? Segen und Prüfung mitmenschlicher Zuwendung*. Sadhana, Berlin 1994.

Ronch, Judah L.: *Alzheimer's Disease: A Practical Guide for Families and Other Caregivers*. Continuum, New York 1991.

Sohnen-Moe, Cherie: *Business Mastery*. Sohnen-Moe Associates, Tucson/AZ 1991.

Tatelbaum, Judy: *The Courage to Grieve: Creative Living, Recovery & Growth Through Grief*. Harper & Row, New York 1980.

Adressen

Die im folgenden genannten überregionalen Organisationen können weiterführende Informationen zum Thema Hospiz / Kranken- und Altenpflege geben. Weitere Auskünfte erteilen auch die regionalen Einrichtungen und Initiativen bzw. Pfarrämter – Anschriften und Rufnummern im örtlichen Telefonverzeichnis.

Arbeiterwohlfahrt Bundesverband e.V.
Oppelner Straße 130
D-53119 Bonn
Tel.: 0228 / 668 51 57

Bundesarbeitsgemeinschaft Hospiz zur
Förderung von ambulanten, teilstationären,
stationären Hospizen und Palliativmedizin e.V.
Steinweg 54
D-06110 Halle/Saale
Tel.: 0345 / 203 19 52 od. 53

Deutsche AIDS-Hilfe e.V.
Pflegereferat
Dieffenbachstraße 33
D-10967 Berlin
Tel.: 030 / 690 08 70

Deutscher Caritasverband e.V.
Postfach 420
D-79004 Freiburg i.Br.
Tel.: 0761 / 20 00

Deutscher Paritätischer
Wohlfahrtsverband
Gesamtverband e.V.
Heinrich-Hoffmann-Straße 3
D-60528 Frankfurt/Main
Tel.: 069 / 67 06-0

Deutsches Rotes Kreuz
- Generalsekretariat -
Friedrich-Ebert-Allee 71
D-53113 Bonn
Tel.: 0228 / 54 10

Diakonisches Werk der EKD e.V.
Stafflenbergstraße 76
D-70184 Stuttgart
Tel.: 0711 / 21 59-0

Johannes-Hospiz /
Ambulantes Hospiz der Caritas
Romanstr. 93
D-80639 München
Tel.: 089 / 179 31 53 od. 54

OMEGA - Mit dem Sterben leben e.V.
Kasseler Schlagd 19
D-34346 Hann Münden
Tel.: 05541 / 53 56

Zentralwohlfahrtsstelle der
Juden in Deutschland e.V.
Hebelstraße 6
D-60318 Frankfurt/Main
Tel.: 069 / 944 37 10

Österreich:
Caritas-Hospiz
Albrechtskreithgasse 21
A-1160 Wien
Tel.: 01 / 48 90 73 50

Schweiz:
Verband Christlicher Institutionen/VCI
Postfach / Abendweg 1
CH-6000 Luzern 6
Tel.: 041 / 419 01 61

Pro Senectute (sozialer Dienst)
(Adressen und Telefonnummern der regionalen Geschäftsstellen: siehe örtliches
Telefonverzeichnis)

Namen- und Sachregister